ADHS bei Frauen

Ernährung für Frauen!

KLAR ESSEN – KLAR LEBEN

ISBN: 978-3-910382-96-1

Inhaltsverzeichnis

Vorwort

Vielleicht hast du dieses Buch gekauft, weil du endlich etwas ändern möchtest. Vielleicht hast du es auch nur angeklickt, weil der Titel dich neugierig gemacht hat. Oder weil du wieder einmal nach Lösungen suchst, die dein Leben leichter machen. Lösungen, die dich nicht überfordern, sondern dir wirklich guttun.

Wenn du ADHS hast, weißt du, wie es ist, sich permanent zerrissen zu fühlen. Zwischen dem, was du tun solltest, und dem, was dein Körper gerade kann. Zwischen dem, was du von dir erwartest, und dem, was dein Kopf zulässt. Zwischen Hunger und Appetit, zwischen Energie und Erschöpfung.

Und vielleicht hast du dir selbst schon so oft Vorwürfe gemacht:

Warum schaffe ich es nicht, mich so zu ernähren, wie ich es mir wünsche? Warum greife ich immer wieder zu Dingen, die mir eigentlich nicht guttun? Warum schaffe ich es nicht, Routinen aufzubauen, die bleiben?

Dieses Buch ist kein Dogma. Es ist keine Diät. Es ist keine Sammlung von Regeln, die du einhalten musst, um „gesund" oder „richtig" zu sein.

Es ist ein Werkzeug.

Ein Werkzeug, das dir helfen kann, zu verstehen, wie dein Gehirn funktioniert. Und wie du es mit dem nähren kannst, was es wirklich braucht.

Du wirst hier keine komplizierten Mahlzeiten finden, die drei Stunden Vorbereitungszeit brauchen. Keine Zutaten, die du in fünf Läden zusammensuchen musst. Keine Rezepte, bei denen du schon beim Lesen denkst: „Das schaffe ich nie."

Stattdessen findest du hier einfache Gerichte, die deinen Fokus unterstützen, deinen Blutzucker stabilisieren und deine Stimmung ausgleichen.

Du findest Wissen, das verständlich ist. Tools, die du sofort umsetzen kannst. Und kleine Impulse, die dir helfen, den nächsten Tag ein bisschen leichter zu gestalten.

Ich wünsche mir, dass dieses Buch für dich wird wie eine sanfte Hand auf deiner Schulter. Eine Stimme, die sagt: „Du musst nicht perfekt sein. Du darfst klein anfangen. Und du darfst gut zu dir sein."

Egal, ob du jeden Tag ein Rezept ausprobierst oder nur einzelne Impulse mitnimmst – es ist dein Weg. Dein Tempo.

Du musst keine neue Person werden. Du darfst einfach du sein. Ein bisschen ruhiger im Kopf. Ein bisschen klarer. Ein bisschen mehr bei dir.

Vielleicht wirst du beim Lesen spüren, dass es hier nicht nur ums Essen geht. Sondern darum, dich selbst besser zu verstehen. Dein Gehirn. Deinen Körper. Dein Leben.

Ich wünsche dir, dass dieses Buch nicht nur ein Buch bleibt. Sondern ein Anfang. Für mehr Klarheit, mehr Ruhe, mehr von dem, was du wirklich bist.

Schritt für Schritt.

Bissen für Bissen.

Willkommen auf deiner Reise zurück zu dir.

Danke, dass ich an deiner Seite sein darf – auf dieser kleinen Reise zurück zu dir. Von Herzen, deine Clara Meiner

Erstes
KAPITEL

ADHS & Ernährung! Dein unsichtbarer Hebel

Warum dein Gehirn anders isst und wie du Ruhe und Fokus findest

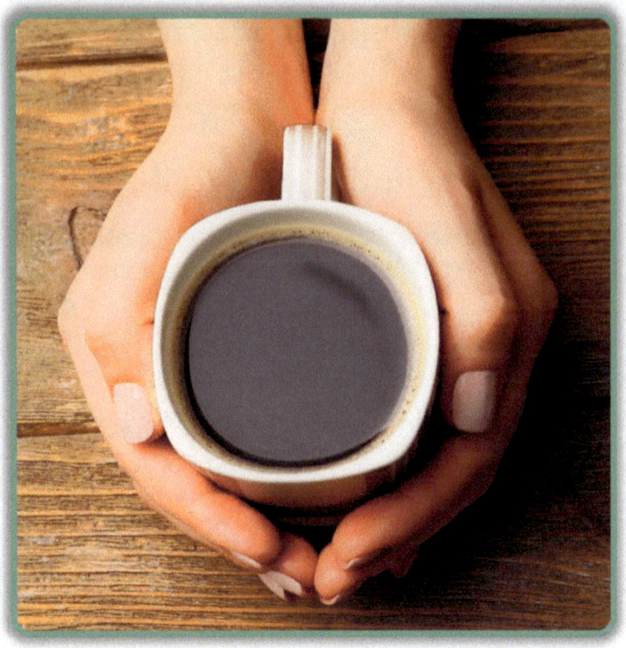

Warum du isst, wie du isst

Vielleicht hast du dir schon hundertmal vorgenommen, gesünder zu essen. Weniger Kaffee, weniger Chaos, weniger schnelle Snacks zwischendurch.

Doch am Ende greifst du wieder zum Schokoriegel, weil dir die Energie fehlt, etwas Richtiges zu kochen. Oder du isst den ganzen Tag nichts, weil du es schlicht vergisst – bis abends der Heißhunger kommt und du alles in dich hineinschiebst.

Falls du denkst, du seist einfach willensschwach, liegst du falsch. Frauen mit ADHS kämpfen täglich mit einer Realität, die niemand sieht: Ein Gehirn, das ständig unter Strom steht, Reize nicht filtern kann und immer neue Kicks braucht, um überhaupt zu funktionieren.

Essen ist dabei oft kein Hunger. Sondern der Versuch deines Körpers, deine Neurochemie auszugleichen. Dein Gehirn sucht nach Stabilität, Fokus, Ruhe. Und manchmal findet es diese – zumindest kurzfristig – in Süßem oder Koffein. Doch langfristig rauben dir diese Muster Kraft, Klarheit und inneren Frieden.

Dopamin – dein heimlicher Antreiber

Dopamin ist der Neurotransmitter für Motivation, Belohnung und Fokus.

Menschen mit ADHS haben oft einen niedrigeren Dopamin-Grundspiegel oder Probleme, Dopamin effizient zu nutzen. Das erklärt, warum dein Gehirn ständig nach Dingen sucht, die diesen Spiegel anheben: Schokolade, Croissants, Social Media, Shopping.

Ein Schokoriegel am Nachmittag gibt dir für kurze Zeit das Gefühl, wach und fokussiert zu sein. Doch kaum eine

Stunde später fühlst du dich leer, gereizt oder erschöpft. Dein Gehirn will den nächsten Kick. So springst du von Snack zu Snack, ohne dich je wirklich klar oder genährt zu fühlen.

> **Dein Klarheitsmoment:** *Essen ist kein Zeichen mangelnder Disziplin. Es ist oft der stille Ruf deines Gehirns nach Balance.*

Blutzucker – Die stille Achterbahn in dir

Neben Dopamin spielt dein Blutzucker eine zentrale Rolle für Fokus, Stimmung und innere Ruhe.

Wenn du schnelle Kohlenhydrate oder Zucker isst, steigt dein Blutzucker rasant an – und fällt ebenso schnell wieder ab. Dein Körper reagiert darauf mit Stresshormonen wie Adrenalin, um den Spiegel wieder ins Gleichgewicht zu bringen. Das kann Herzrasen, Nervosität, Gereiztheit oder plötzliche Müdigkeit auslösen.

Für Frauen mit ADHS bedeutet das: Dein Körper ist ohnehin schon damit beschäftigt, Reize zu verarbeiten und dein Nervensystem zu regulieren.

Große Blutzuckerschwankungen sind wie zusätzliche Stürme, die deine innere Stabilität ins Wanken bringen. Nach Weißbrot, Nudeln oder Süßigkeiten fühlst du dich vielleicht erst satt und zufrieden – doch wenig später kommt das tiefe Loch. Müdigkeit, Reizbarkeit und das Gefühl, völlig „neben dir" zu stehen.

Das ist kein Zeichen von Schwäche. Es zeigt nur, wie stark dein Körper auf Ernährung reagiert. Und genau hier liegt deine Chance: Wenn du deinen Blutzucker stabil hältst, schenkst du deinem Gehirn den Boden, auf dem Fokus, Ruhe und Gelassenheit überhaupt erst wachsen können.

Typische Essmuster bei ADHS

Hast du dich schon oft gefragt, warum es dir so schwerfällt, regelmäßig und ausgewogen zu essen?

Warum es scheinbar mühelos für andere ist, einen strukturierten Essensrhythmus zu haben – während du zwischen Snacks und Heißhunger schwankst. Es liegt nicht daran, dass du es „einfach nicht gebacken bekommst". Sondern daran, dass dein Gehirn andere Wege geht.

Viele Frauen mit ADHS erleben ähnliche Muster:

- ✓ Morgens nur Kaffee statt Frühstück
- ✓ Tagsüber kaum etwas essen oder nur Snacks zwischendurch
- ✓ Nachmittags Heißhunger auf Süßes oder Brot
- ✓ Abends große Portionen oder endloses Snacken vorm Fernseher
- ✓ Viel Kaffee, um irgendwie durch den Tag zu kommen

Erkennst du dich hier wieder? Vielleicht kennst du diese Tage, an denen du aufstehst, dich noch müde fühlst und keinen Bissen runterbekommst.

Also ersetzt du das Frühstück durch Kaffee, um zumindest etwas Energie zu haben. Später bist du so beschäftigt oder unkonzentriert, dass du das Essen vergisst – bis dein Körper laut wird.

Nachmittags bricht dann der Heißhunger über dich herein, unkontrollierbar und fordernd. Du isst schnell etwas Süßes, um wieder klarer zu denken. Für einen Moment fühlst du dich wacher. Doch wenig später kommt das Energietief.

Abends suchst du dann Trost im Essen. Große Portionen und Schokolade – alles, um endlich Ruhe zu finden nach einem langen, chaotischen Tag.

Diese Muster sind keine Charakterschwäche. Sie sind Überlebensstrategien deines Gehirns, um Dopamin und Blutzucker irgendwie im Gleichgewicht zu halten. Doch sie halten dich in einem Kreislauf aus Müdigkeit, Gereiztheit und Selbstvorwürfen gefangen.

Die gute Nachricht: Du kannst diesen Kreislauf durchbrechen. Nicht durch Verbote oder strenge Pläne – sondern durch kleine Veränderungen, die dir echte Stabilität schenken.

Dein unsichtbarer Hebel

Vielleicht hast du schon unzählige Male versucht, deine Ernährung umzustellen. Du hast Rezepte herausgesucht, Einkaufslisten geschrieben, neue Routinen geplant. Voller Motivation bist du gestartet – nur um nach wenigen Tagen wieder ins alte Muster zu fallen. Dann kam der Gedanke: „Ich schaffe es einfach nicht. Ich bin zu undiszipliniert." Doch die Wahrheit ist: Ernährung bei ADHS hat nichts mit Disziplin zu tun. Sondern mit Verständnis.

Dein Gehirn arbeitet anders. Es braucht mehr Dopamin, um Fokus und Antrieb zu halten. Es reagiert empfindlicher auf Blutzuckerschwankungen. Und es verlangt nach klaren, einfachen Lösungen – nicht nach komplizierten Diätplänen.

Die gute Nachricht? Ernährung kann dein Hebel sein. Ein unsichtbarer Hebel, der dir Ruhe, Fokus und mehr Energie schenkt. Kein perfekter Ernährungsplan, sondern kleine, machbare Schritte. Ein proteinreiches Frühstück statt Kaffee allein. Ein Snack mit Ballaststoffen statt Schokolade. Ein Glas Wasser, bevor du zum nächsten Kaffee greifst.

Es geht nicht darum, dein Leben auf den Kopf zu stellen. Sondern deinem Gehirn das zu geben, was es wirklich braucht, um stabil und ruhig arbeiten zu können. Schritt für Schritt, Bissen für Bissen, hin zu mehr Klarheit und Leichtigkeit in deinem Alltag.

Dein Klarheitsmoment: *Kleine Schritte bringen dir Ruhe. Es geht nicht um Disziplin, sondern darum, dein Gehirn wirklich zu verstehen.*

All das kann sich jetzt noch groß und überwältigend anfühlen. Ernährung umstellen, den Blutzucker stabil halten, Dopamin verstehen – während dein Kopf sowieso schon voll ist mit To-dos, Terminen und innerem Chaos. Doch genau darum geht es nicht. Du musst kein neues Ernährungssystem erlernen und auch keine perfekte Version deiner selbst werden.

Dieses Buch ist kein weiterer Anspruch an dich. Es ist eine Einladung, dich selbst besser zu verstehen. Dein Gehirn, deine Bedürfnisse, deine kleinen Hebel für mehr Ruhe und Fokus. Und dann darfst du anfangen, Schritt für Schritt, ohne Druck, ohne alles auf einmal verändern zu müssen.

Denn echte Veränderung entsteht nicht aus Zwang. Sondern aus kleinen Entscheidungen, die sich leicht anfühlen – und dir dabei helfen, wieder bei dir selbst anzukommen. Stell dir vor, du startest morgen mit einem kleinen Frühstück, atmest tief durch und spürst: Heute beginnt ein Weg zurück zu dir.

Zweites KAPITEL

Stress, Reizüberflutung und Essen

Warum Stress Hunger macht und wie du Ruhe statt Snacks findest

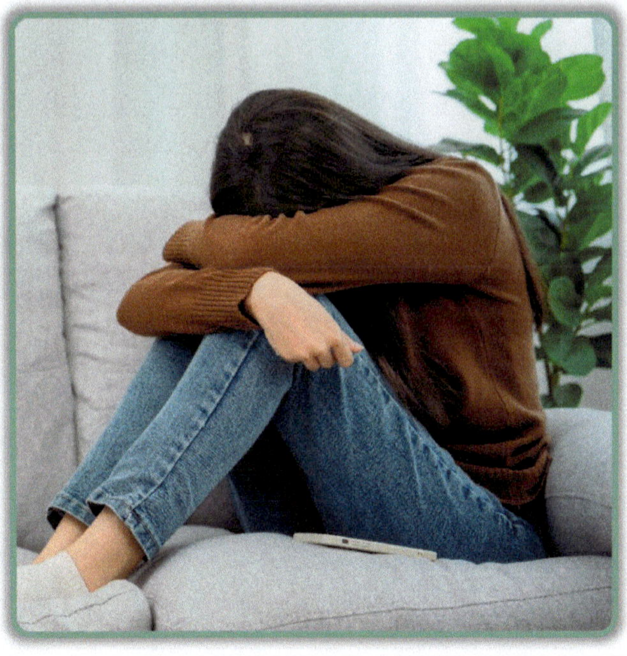

Wenn Stress Hunger macht

Dein Körper ist nicht dafür gemacht, ständig unter Strom zu stehen. Doch dein Alltag fühlt sich oft genau so an: ein Termin jagt den nächsten, Nachrichten ploppen auf, dein Handy vibriert, Gedanken rasen.

Und irgendwann kommt er – dieser Hunger. Ein starker Drang nach Schokolade, Brot, Chips oder irgendetwas, das dich für einen Moment beruhigt.

Dieser Hunger ist nicht einfach Appetit. Er ist dein Versuch, den inneren Stresspegel zu senken. Stress aktiviert dein Nervensystem, Adrenalin und Cortisol steigen.

Dein Körper bereitet sich auf Kampf oder Flucht vor – und verlangt nach schneller Energie. Doch anders als in der Steinzeit, wo du weglaufen oder kämpfen konntest, sitzt du heute am Schreibtisch, im Auto, vor dem Laptop. Die Spannung bleibt in deinem Körper stecken. Essen scheint jetzt die einzige Lösung.

Kohlenhydrate und Zucker senken den Stresspegel kurzfristig. Für einen Moment fühlst du dich ruhiger, klarer, sicherer. Doch danach kommt oft die Müdigkeit, Gereiztheit oder ein schlechtes Gewissen.

Wichtig zu wissen: Stresshunger ist kein Zeichen von Schwäche. Es ist ein Hinweis deines Körpers, dass du gerade keine andere Möglichkeit siehst, dich zu beruhigen.

Wenn Emotionen zu Hunger werden

Emotionales Essen ist kein Phänomen nur bei ADHS – doch Frauen mit ADHS erleben es oft intensiver.

Dein Tag beginnt mit zu vielen Reizen: Nachrichten, Kinder, Partner, Termine. Dein Gehirn ist schon beim Aufwachen auf 180. Jede Nachricht, jeder Blick in Social Media ist ein kleiner Dopamin-Kick – und zugleich ein Tropfen mehr in dein volles Reizfass.

Irgendwann läuft es über. Dann spürst du plötzlich dieses starke Verlangen: nach Schokolade, Brot, Croissants, irgendetwas, das dich beruhigt. Es ist kein körperlicher Hunger. Es ist der Versuch deines Nervensystems, sich selbst zu regulieren.

Essen kann für einen Moment Sicherheit geben. Kauen, schmecken, spüren – das erdet dich. Der Geschmack von Süßem setzt Endorphine frei, die dich beruhigen.

Doch nach kurzer Zeit kommt oft die innere Leere zurück. Das Chaos im Kopf, das emotionale Auf und Ab, die innere Unruhe. Und dazu die Vorwürfe: „Warum kann ich nicht einfach normal essen?"

Emotionales Essen ist keine Charakterschwäche. Es ist dein Versuch, dich in einer Welt voller Reize kurz zu beruhigen. Wenn du das erkennst, kannst du anfangen, neue Wege der Selbstregulation zu finden – Wege, die dir wirklich Ruhe geben, ohne dich danach leer zu hinterlassen.

Essen als Regulation

Essen ist weit mehr als Energiezufuhr. Für viele Frauen mit ADHS ist es ein unbewusstes Mittel, innere Spannung abzubauen. Jeder Bissen, jeder Schluck gibt deinem Nervensystem das Signal: Du bist sicher. Du musst jetzt nichts leisten, nur schmecken, kauen, schlucken. Für einen Moment beruhigt sich der Sturm im Kopf.

Dein Gehirn sucht ständig nach Möglichkeiten, sich zu regulieren. Social Media, impulsives Reden, Bewegung – und eben auch Essen. Süßes und schnelle Kohlenhydrate wirken dabei besonders stark, weil sie nicht nur Dopamin freisetzen, sondern auch Endorphine. Das macht sie so verführerisch.

Doch diese Art der Regulation hat ihren Preis. Du kennst das Gefühl: Nach dem Essen fühlst du dich kurz ruhig, aber bald kommt die Müdigkeit. Dann das schlechte Gewissen. Und oft noch mehr innere Unruhe als zuvor.

> 🧠 ***Dein Wissens-Spot:*** *Emotionales Essen entsteht, wenn dein Gehirn Stress mit Hunger verwechselt. Lerne, bewusst zu spüren: „Habe ich körperlichen Hunger oder brauche ich gerade Ruhe, Trost oder Pause?" Auch kleine Schritte geben dir Stabilität.*

Neue Wege der Selbstregulation

Der erste Schritt raus aus dem Kreislauf: Verstehen, dass dein Körper dich nicht sabotieren will. Er sucht Ruhe, Erdung, Fokus. Essen war bisher dein schnellster Weg dorthin. Doch es gibt Alternativen, die deine innere Stabilität stärken, ohne dich danach leer zu fühlen.

Wenn du das nächste Mal merkst, dass du aus Stress essen willst, halte kurz inne. Frage dich: „Was brauche ich jetzt wirklich?" Vielleicht sind es drei tiefe Atemzüge. Vielleicht fünf Minuten draußen. Vielleicht ein Glas Wasser, um den Körper zu spüren, oder ein warmer Tee als Pause.

Es geht nicht darum, dir Essen zu verbieten. Sondern darum, deinem Körper mehr Werkzeuge zu geben, um Stress abzubauen. Je öfter du übst, desto leichter wird es dir fallen, zwischen echtem Hunger und emotionalem Hunger zu unterscheiden.

Viele Frauen mit ADHS haben gelernt, ihre Gefühle zu essen. Schon als Kind hast du vielleicht etwas Süßes bekommen, wenn du traurig warst. Essen wurde zu Trost, zu Liebe, zu Beruhigung.

Heute ist es oft dein einziger sicherer Hafen in stürmischen Zeiten. Doch Essen kann dir nie geben, was du wirklich suchst: echte Ruhe, Sicherheit, Stabilität in dir.

Das bedeutet nicht, dass du aufhören musst, Genuss zu erleben. Im Gegenteil. Je bewusster du isst, desto mehr wirst du spüren, was dir guttut und wann du satt bist – nicht nur im Magen, sondern auch im Herzen.

Beginne mit kleinen Schritten. Vielleicht ein Spaziergang in der Mittagspause, zehn Minuten Dehnen am Morgen oder das bewusste Trinken von Wasser, bevor du isst.

All das sind neue Signale an dein Nervensystem: „Ich kümmere mich um dich. Ich sehe dich." Und genau das ist es, wonach du dich so lange gesehnt hast. Nicht Essen als Ersatz, sondern echte Ruhe und das Gefühl, in dir selbst zuhause zu sein.

✨ ***Dein Umsetzungstipp:*** *Erstelle eine kleine „Regulationsliste": 5 Dinge, die dir Ruhe geben, ohne zu essen. Hänge sie an deinen Kühlschrank oder speichere sie im Handy – als sanfte Erinnerung im entscheidenden Moment.*

Du darfst neue Wege wählen

Emotionales Essen ist kein Feind. Es war dein Retter in vielen Momenten, in denen du dich überfordert, erschöpft oder allein gefühlt hast. Jeder Bissen war wie ein kurzer Anker, der dir Halt gegeben hat, wenn alles in dir zu schwimmen begann. Doch jetzt darfst du dich fragen: Was brauche ich wirklich, um mich sicher und ruhig zu fühlen?

Manchmal ist es Ruhe. Manchmal Bewegung. Manchmal eine Umarmung oder ein stiller Moment für dich. Manchmal auch ein bewusstes, liebevoll zubereitetes Essen – aber nicht als Ersatz für Gefühle, sondern als nährende Entscheidung für deinen Körper.

Du darfst lernen, mit Stress und Reizüberflutung anders umzugehen. Nicht perfekt. Sondern Schritt für Schritt. Vielleicht wirst du immer wieder zu Essen greifen, wenn es zu viel wird. Das ist okay.

Doch mit jedem Mal, in dem du inne hältst und dich fragst: „Was brauche ich jetzt wirklich?", baust du einen neuen Weg in deinem Gehirn. Einen Weg, der dich zu dir selbst führt – nicht weg von dir.

Dein Klarheitsmoment: *Du musst Essen nicht aufgeben, um frei zu sein. Du darfst lernen, es wieder als das zu sehen, was es ist: Nahrung für deinen Körper – und Frieden für deinen Geist findest du an einem anderen Ort. In dir.*

Du bist mehr als dein Hunger. Mehr als dein Stress. Du bist Ruhe, die lernt, sich selbst zu halten.

Drittes
KAPITEL

Fokus Food, Klar essen, klar leben

Makros, Mikros & Supplements
Was dich wirklich stabil macht

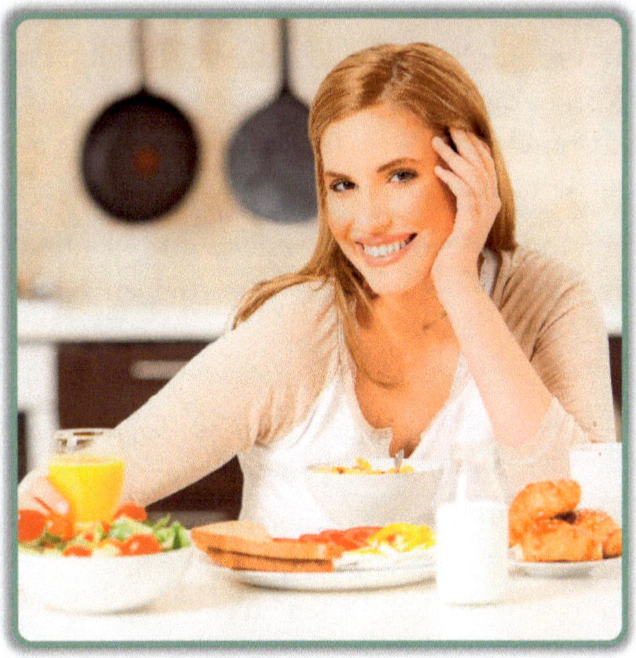

Essen, das dir echte Kraft schenkt

Dein Körper ist ein Wunderwerk. Er atmet, denkt, fühlt, heilt – jeden Tag, ohne dass du es bewusst steuerst.

Doch für Frauen mit ADHS fühlt sich dieser Körper oft wie ein widerspenstiges Instrument an. Mal hast du zu viel Energie, mal gar keine. Mal bist du unruhig und rastlos, mal müde und wie gelähmt. Und immer fragst du dich: „Warum kann ich nicht einfach normal funktionieren?"

Ein großer Teil dieser Antwort liegt in dem, was du isst – oder nicht isst. Denn Essen ist nicht nur Genuss oder Pflicht. Es ist pure Information für deine Zellen, dein Nervensystem, deine Stimmung.

Vielleicht hast du schon von Neurotransmittern gehört. Das sind Botenstoffe in deinem Gehirn, die Informationen weiterleiten und steuern, wie du dich fühlst, denkst und handelst.

Dopamin zum Beispiel gibt dir Antrieb und Motivation. Serotonin sorgt für Ruhe und emotionale Stabilität. Wenn deinem Körper die Bausteine fehlen, um diese Neurotransmitter zu bilden, fühlst du dich müde, gereizt, unkonzentriert oder innerlich leer.

Makronährstoffe wie Proteine, Fette und Kohlenhydrate liefern diese Bausteine. Proteine helfen deinem Körper, Dopamin und Serotonin zu produzieren. Gesunde Fette nähren deine Nervenzellen und halten sie flexibel. Ballaststoffe unterstützen deine Darmflora, die eng mit deiner Stimmung verbunden ist.

Dieses Kapitel hilft dir, zu verstehen, was Fokus-Food wirklich bedeutet – und wie du mit jedem Bissen ein Stück Klarheit und Ruhe in dein Leben holst.

Makronährstoffe – dein Fundament für Fokus

Makronährstoffe sind die großen Bausteine deiner Ernährung: Kohlenhydrate, Proteine und Fette. Sie sind nicht nur Kalorienlieferanten, sondern steuern auch, wie dein Körper funktioniert – und wie klar oder chaotisch sich dein Kopf anfühlt.

Proteine sind der Ausgangsstoff für Neurotransmitter wie Dopamin und Serotonin. Ohne genug Eiweiß fehlen dir Fokus, Motivation und emotionale Stabilität. Besonders morgens und mittags sind Proteine wichtig, um deine Gedanken zu ordnen und deine Stimmung auszugleichen. Stell dir Proteine vor wie kleine Baumeister, die täglich dein Nervensystem reparieren und stärken.

Fette nähren deine Nervenzellen. Dein Gehirn besteht zu einem großen Teil aus Fett. Besonders Omega-3-Fettsäuren wirken entzündungshemmend und sorgen dafür, dass Signale zwischen deinen Zellen reibungslos weitergegeben werden. Zu wenig Fett kann innere Unruhe, Stimmungsschwankungen und Konzentrationsprobleme verstärken.

Kohlenhydrate liefern schnelle oder langsame Energie. Zucker und Weißmehl lassen deinen Blutzucker rasant ansteigen und wieder abfallen. Die Folge: Heißhunger, Müdigkeit, Gereiztheit. Komplexe Kohlenhydrate aus Vollkorn, Hülsenfrüchten und Gemüse halten deinen Blutzucker stabil und damit auch deine Stimmung.

Viele Frauen mit ADHS essen zu wenig oder zu einseitig. Nicht aus Desinteresse, sondern weil Reizüberflutung, Zeitdruck und innere Unruhe sie von ihren Bedürfnissen abschneiden. Doch wenn du verstehst, wie diese Nährstoffe wirken, wirst du sie nicht mehr als Diätregel sehen –

sondern als Schlüssel zu mehr Klarheit, Fokus und Frieden in dir.

Wenn du beginnst, deine Mahlzeiten nicht als Last oder Pflicht zu sehen, sondern als kleine, stille Unterstützung für deinen Tag, verändert sich alles.

Jede Portion Eiweiß, jede Handvoll Nüsse, jedes Stück Gemüse ist wie ein sanftes „Ich kümmere mich um dich" an deinen Körper. Und genau das ist es, was dir langfristig Ruhe, Klarheit und die Kraft schenkt, die du dir so sehr wünschst.

Mikronährstoffe – kleine Helfer, große Wirkung

Neben Eiweiß, Fett und Kohlenhydraten braucht dein Körper Mikronährstoffe: Vitamine, Mineralstoffe und Spurenelemente. Sie liefern keine Energie, aber sie sorgen dafür, dass alles in dir überhaupt funktioniert – wie winzige Funken, die jedes Zahnrad in Bewegung setzen.

Frauen mit ADHS haben häufig einen erhöhten Bedarf, weil ihr Körper durch ständige Reizverarbeitung, Unruhe und inneren Stress mehr verbraucht. Doch oft bleibt genau dieser Bedarf unbemerkt. Müdigkeit, Nervosität, Konzentrationsprobleme – all das kann mit Mikronährstoffmängeln zusammenhängen.

Vitamin B6, B12 und Folsäure sind wichtig für die Bildung von Dopamin und Serotonin. Ohne sie kann dein Gehirn diese Botenstoffe nicht ausreichend herstellen. Ein Mangel äußert sich in Antriebslosigkeit, Gereiztheit und innerer Leere – auch wenn du ausreichend isst und schläfst.

Magnesium wirkt wie ein natürlicher Ruheanker. Es entspannt Muskeln, beruhigt dein Herzklopfen bei Stress und hilft dir, abends besser runterzufahren. Viele Frauen mit

ADHS haben zu wenig Magnesium, weil Stress den Verbrauch erhöht.

Eisen und Zink unterstützen Konzentration, Fokus und dein Immunsystem. Eisenmangel ist besonders bei Frauen häufig. Er zeigt sich durch Müdigkeit, blasse Haut, Atemnot bei Belastung und das Gefühl, gedanklich ständig „im Nebel" zu stehen.

Diese kleinen Stoffe sind keine Luxus-Ergänzungen. Sie sind die Basis für dein Wohlbefinden. Dein Körper braucht sie täglich – wie Licht und Luft.

> **_Dein Wissens-Spot:_** *Die meisten Mikronährstoffe kann dein Körper nicht selbst herstellen. Du nimmst sie über deine Nahrung auf – am besten durch bunte, vielfältige Mahlzeiten mit Gemüse, Vollkorn, Hülsenfrüchten, Nüssen und Saaten. So versorgst du dich täglich mit allem, was dir Fokus, Ruhe und Stabilität schenkt.*

Supplements – brauchst du sie wirklich?

Viele Frauen mit ADHS fragen sich, ob Nahrungsergänzungsmittel sinnvoll sind. Die Werbung verspricht Fokus, Energie und innere Ruhe in Kapselform. Doch was steckt wirklich dahinter?

Supplements können hilfreich sein, wenn dein Körper nicht genug Nährstoffe bekommt. Gerade bei Vitamin D, Magnesium oder Omega-3 ist eine zusätzliche Einnahme oft sinnvoll, weil unsere Ernährung oder Sonnenexposition nicht ausreichen. Auch Eisen kann notwendig sein, vor allem bei Frauen mit starker Periode oder vegetarischer Ernährung.

Doch Supplements sind keine schnellen Lösungen. Dein Körper kann Vitamine und Mineralstoffe aus natürlicher Nahrung besser aufnehmen und verwerten, weil dort viele Stoffe zusammenwirken. Außerdem birgt wahllose Einnahme auch Risiken: Zu viel Eisen belastet Leber und Darm. Zu viel Zink kann andere Mineralstoffe verdrängen.

Bevor du ein Supplement kaufst, frage dich: Habe ich einen nachgewiesenen Mangel? Brauche ich es wirklich? Ein Blutbild bei deinem Arzt oder Heilpraktiker gibt hier Sicherheit.

> ✨ ***Dein Umsetzungstipp:*** *Beginne mit kleinen Schritten. Achte auf eine nährstoffreiche Ernährung und lass deine Werte checken, bevor du Nahrungsergänzungsmittel einnimmst. Dein Körper wird dir zeigen, was er wirklich braucht.*

Dein Essen, deine Kraft

Vielleicht fühlst du dich oft überfordert, wenn es um Ernährung geht.

So viele Regeln, Verbote, Diäten, Superfoods – es wirkt wie ein undurchdringlicher Dschungel. Doch Fokus-Food bedeutet nicht, perfekt zu essen oder alles umzustellen. Es bedeutet, kleine Entscheidungen zu treffen, die dir Stabilität und Ruhe schenken.

Wenn du beginnst, Proteine, gesunde Fette, komplexe Kohlenhydrate und Mikronährstoffe nicht als Pflichten zu sehen, sondern als Geschenke an deinen Körper, verändert sich alles.

Jede Portion Eiweiß am Morgen ist wie ein freundliches „Ich will, dass du heute klar bleibst". Jeder Esslöffel Nüsse sagt: „Ich nähre dich, damit du stark bleibst." Jede bunte Gemüsemahlzeit flüstert: „Du darfst in Ruhe wachsen und heilen."

Du musst nicht alle Supplemente kennen, keine Ernährungswissenschaftlerin sein. Es reicht, wenn du beginnst, dich selbst zu spüren. Zu erkennen, was dir Energie raubt und was dir Kraft gibt. Dein Körper spricht mit dir – durch Müdigkeit, Unruhe, Heißhunger oder Klarheit. Höre ihm wieder zu.

> ***Dein Klarheitsmoment:*** *Fokus-Food ist kein neuer Anspruch. Es ist deine Einladung, Essen nicht länger als Problem zu sehen – sondern als stillen Schlüssel für mehr Ruhe, Fokus und Frieden in dir.*

Supplemente – also Nahrungsergänzungen wie Magnesium, Vitamin D oder Omega-3 – können kleine Lücken füllen. Doch sie ersetzen nicht das Gefühl, dich wirklich zu nähren: das Knacken von Nüssen, den Duft frischer Kräuter, die Wärme einer Suppe. Dein Körper sehnt sich nach echtem Essen, nach dem stillen Signal: „Ich sorge für dich." Fokus-Food ist kein Projekt. Es ist deine Basis für Klarheit, Ruhe und Kraft – jeden Tag.

Viertes
KAPITEL

Routinen statt Regeln! Struktur, die zu dir passt

Warum kleine Schritte dir mehr bringen als der perfekte Plan

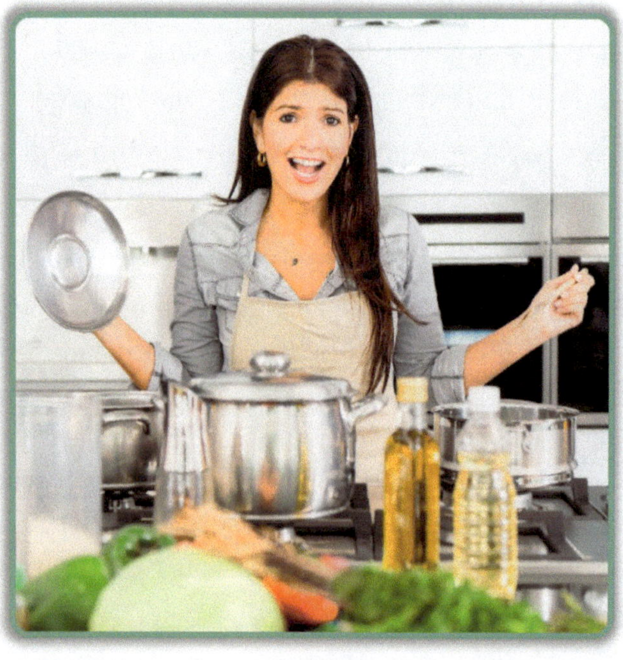

Warum Pläne oft scheitern

Vielleicht hast du schon unzählige Pläne gemacht: Wochenpläne für gesunde Mahlzeiten, Diätpläne, Einkaufslisten, Essensvorbereitungen für die ganze Woche.

Du hast sie motiviert gestartet – und nach drei Tagen frustriert wieder aufgegeben. Nicht, weil du unfähig bist. Sondern weil Pläne für Menschen mit ADHS selten funktionieren.

ADHS bedeutet, dass dein Gehirn Reize anders verarbeitet. Pläne brauchen Vorhersehbarkeit, Disziplin und ein gleichbleibendes Energielevel.

Doch deine Energie schwankt stark. Manchmal bist du morgens motiviert, doch mittags schon erschöpft. Oder du planst für die ganze Woche, aber am Dienstag ist dein Kopf so voll, dass du die Liste nicht mal findest.

Vielleicht kennst du auch das: Du sitzt Sonntagabend da, schreibst hochkonzentriert deinen perfekten Essensplan, notierst jedes Gericht, jede Zutat. Montag fühlt es sich gut an. Dienstag stresst es dich. Mittwoch weicht du ab, Donnerstag ist der Plan vergessen – und Freitag fühlst du dich als Versagerin, weil du „wieder nichts durchgezogen hast".

Doch hier ist die Wahrheit: Pläne sind gut gemeint, aber oft zu starr. Sie berücksichtigen nicht deine Schwankungen, deine Spontanität, dein Chaos.

Routinen dagegen sind flexibel. Sie brauchen keine perfekte Ausführung. Sie sind kleine Gewohnheiten, die du auch an schlechten Tagen schaffen kannst. Dieses Kapitel zeigt dir, wie du Routinen statt Regeln etablierst. Damit Ernährung nicht länger ein weiteres To-do auf deiner Liste ist, sondern ein stiller Anker, der dir Ruhe und Fokus schenkt – egal, wie chaotisch dein Tag ist.

Vielleicht denkst du jetzt: „Ja, aber ohne Plan esse ich nur durcheinander.“ Das ist verständlich. Du wünschst dir Sicherheit. Doch was du wirklich brauchst, ist nicht ein perfekter Plan auf Papier, sondern ein System, das dich in deiner Realität auffängt. Ein System, das auch dann noch funktioniert, wenn dein Kopf voll ist, du müde bist oder alles schiefgeht.

Denn am Ende des Tages willst du nicht stolz auf deinen Plan sein. Du willst dich gut fühlen. Ruhig. Genährt. Stabil. Routinen geben dir dieses Gefühl, weil sie leise wirken.

Ohne Listen, ohne Abhaken, ohne dieses nagende Gefühl, es nicht richtig gemacht zu haben. Sie flüstern dir zu: „Du schaffst das. Heute. Morgen. Immer wieder.“

Warum kleine Routinen stark sind

Routinen sind wie stille Helfer im Hintergrund. Sie drängen sich nicht auf, machen keinen Lärm, fordern keine perfekte Umsetzung – und genau das macht sie so stark. Für Frauen mit ADHS sind Routinen kleine Anker inmitten von Chaos und Reizflut. Sie geben dir Sicherheit, auch wenn dein Kopf tobt und du das Gefühl hast, nichts unter Kontrolle zu haben.

Denk an eine Pflanze, die wächst. Sie braucht nicht jeden Tag exakt gleiche Bedingungen. Sie braucht nur immer wieder Wasser, Licht und Boden. So sind Routinen: kleine regelmäßige Impulse, die dich nähren, auch wenn du zwischendurch mal vergisst, dich um sie zu kümmern.

Vielleicht hast du das Gefühl, Routinen seien langweilig oder einengend. Doch das Gegenteil ist wahr: Je mehr kleine

Automatismen du in deinem Alltag hast, desto mehr Freiheit hast du im Kopf für Kreativität, Träume und Dinge, die dir wirklich wichtig sind.

Routinen sind nicht starr. Sie sind wie liebevolle Wiederholungen, die dein Nervensystem beruhigen.

Wenn du morgens weißt: „Ich trinke zuerst mein Glas Wasser" oder „Ich esse immer dieselbe Frühstücksgrundlage" – dann nimmt dir das Entscheidungsdruck.

Und genau dieser Druck ist es, der bei ADHS oft lähmt. Was wie ein kleines Ritual aussieht, ist in Wahrheit ein Schutzraum für deinen Fokus.

Du musst keine neue Frau werden, um dein Leben zu erleichtern. Du darfst einfach anfangen, dich selbst zu unterstützen – mit kleinen, verlässlichen Gesten.

Ein vorbereiteter Snack. Ein Plan B für stressige Tage. Eine Erinnerung an dein Lieblingsessen. Diese Routinen erinnern dich daran, dass du es wert bist, gut für dich zu sorgen – auch (und gerade), wenn das Leben unübersichtlich bleibt.

Dein Wissens-Spot: *Neurobiologisch gesehen spart jede Routine Energie. Dein Gehirn liebt Wiederholungen, weil sie es entlasten. Jeder kleine Ablauf, den du nicht bewusst planen musst, schenkt dir Fokus für anderes. Deshalb sind Routinen bei ADHS kein Zwang – sondern deine sanfte Erleichterung.*

Meal Prep, aber realistisch

Der Begriff „Meal Prep" klingt schnell nach durchgetaktetem Fitnessalltag, Instagram-tauglichen Boxen und Menschen, die sonntags stundenlang vorkochen.

Wenn du ADHS hast, kann allein die Vorstellung überfordern. Doch Meal Prep muss nicht perfekt sein. Es darf leicht sein. Es darf dir dienen.

Für dich bedeutet Meal Prep nicht Kontrolle – sondern Entlastung. Kein Gedankenchaos mehr über die Frage: „Was esse ich jetzt?" Kein Griff zur Tankstellen-Brezel, weil der Hunger plötzlich kommt. Sondern das beruhigende Gefühl: Etwas wartet schon auf dich.

Ein Beispiel: Du kochst abends und machst einfach eine Portion mehr. Diese füllst du direkt in einen Behälter – für morgen. Oder: Du schneidest am Sonntag ein paar Gemüsesticks, kochst Eier, bereitest ein Dressing vor. Kein Aufwand, kein Stress. Aber du wirst spüren: Diese kleinen Schritte verändern deinen Alltag.

Wichtig ist nicht, wie viel du vorbereitest. Sondern, dass du es tust – auf deine Art, in deinem Tempo. Vielleicht hast du montags keine Energie, aber dienstags läuft's. Dann ist Dienstag dein Meal Prep-Tag.

Manchmal reicht schon eine vorbereitete Komponente: Gekochte Quinoa, eine Sauce, ein gewürzter Tofu. Damit kannst du spontan kombinieren, was da ist – und trotzdem eine vollwertige Mahlzeit daraus machen. Das nimmt Druck und gibt dir Handlungsspielraum.

Auch visuelle Anker helfen: Eine gut sichtbare Box im Kühlschrank, eine Liste am Küchenbrett, ein Lieblingsglas für dein Müsli. Diese kleinen Helfer erinnern dich leise daran, dass du dich schon gestern um dein heutiges Ich gekümmert hast.

Du wirst merken: Mit jedem vorbereiteten Baustein wird dein Alltag ein Stück leichter. Es geht nicht um Disziplin. Es geht darum, dass du dich selbst ernst nimmst – und dir den Weg ebnest, gut für dich zu sorgen, auch wenn dein Kopf voll ist.

> ✨ ***Dein Umsetzungstipp:*** *Wähle einen Tag in der Woche, der sich leicht anfühlt – und bereite dir zwei Lieblingszutaten vor. Mehr nicht. Vielleicht gekochte Eier und Hummus. Oder Quinoa und Ofengemüse. Achte auf das Gefühl danach: Entlastung, nicht Aufwand. So entsteht deine ganz persönliche Routine – eine, die zu dir passt.*

Mit Herz – nicht mit Stress

Vielleicht hilft es dir, dich nicht auf das ‚Was' zu fokussieren – sondern auf das ‚Warum'.

Du bereitest nicht vor, weil du perfekt sein willst. Du bereitest vor, weil dein Alltag oft unvorhersehbar ist. Weil dein Energielevel schwankt. Weil du weißt, dass du in bestimmten Momenten nicht mehr entscheiden kannst – und froh bist, wenn eine Entscheidung schon getroffen ist.

Meal Prep ist keine Methode, um Kontrolle auszuüben. Es ist ein stiller Liebesdienst an dich selbst.

Es ist das warme Essen im Kühlschrank, das dir abends das

Nachdenken erspart. Es ist die vorbereitete Box, die dich daran erinnert: „Du bist versorgt.“ Kein Zwang. Keine Bewertung. Nur ein Angebot.

Wenn du einmal erlebst, wie sehr dich eine kleine Vorbereitung entlastet – wirst du den Effekt nicht mehr vergessen. Und du wirst merken: Es geht nicht um Disziplin. Sondern um Mitgefühl. Um Weitsicht. Um Fürsorge, die sich nicht auf später verschiebt.

> **Dein Klarheitsmoment:** *Meal Prep ist kein Trend. Es ist eine Einladung, dir selbst etwas Gutes zu tun – bevor du es dringend brauchst.*
> *Du musst nichts perfekt planen. Du musst nur anfangen.*
> *Ein gekochtes Ei. Ein vorbereitetes Frühstück. Ein beruhigender Gedanke: Ich bin da für mich.*

Vielleicht ist es ungewohnt, dich selbst so ernst zu nehmen. Dich nicht erst dann zu versorgen, wenn nichts mehr geht – sondern vorausschauend, liebevoll, mit Blick auf dein echtes Leben.

Doch genau darin beginnt deine neue Stärke: Du gibst dir selbst Sicherheit. Nicht perfekt. Sondern echt.

Denn du bist kein Projekt, das repariert werden muss. Du bist ein Mensch mit einem suchenden Kopf – und mit einem Körper, der Ruhe braucht. Und jede kleine Vorbereitung, jedes wiederholte Tun ist mehr als Routine. Es ist Fürsorge. Für dich.

Fünftes KAPITEL

Dein Essen dein Alltag
Für Tage mit Energie

Ein neuer Anfang beginnt auf dem Teller, einfach, flexibel und voller Selbstfürsorge

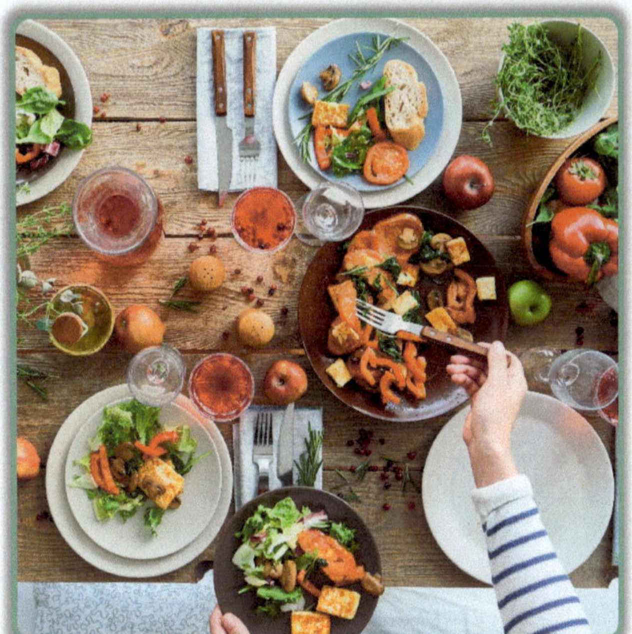

Ernährung als Anker für deinen Tag

Du wachst auf. Dein Kopf ist schon wach, aber dein Körper will nicht. Der Tag liegt vor dir wie ein Feld voller Stolpersteine: Termine, Geräusche, Entscheidungen. Und irgendwo dazwischen: Essen. Oft das Erste, das untergeht – oder zur Last wird.

Doch was wäre, wenn genau dieses Essen dein leiser Verbündeter wäre? Wenn deine Küche nicht der Ort ist, an dem du scheiterst, sondern einer, an dem du Kraft schöpfst?

Dieses Kapitel ist eine Einladung: Raus aus dem Druck, rein in die Fürsorge. Raus aus dem Chaos im Kopf – hinein in einen Alltag, der dich unterstützt. Kein Plan, der dich fesselt. Kein Anspruch auf Perfektion. Sondern Lebensmittel, die dir wirklich guttun – in deinem Tempo, nach deiner Energie.

Denn Essen ist nie nur Kalorien. Es ist Entscheidung. Verbindung. Struktur. Es ist das, was du dir selbst gibst, wenn die Welt zu laut wird.

Für Frauen mit ADHS kann das der Anfang von etwas Großem sein: Selbstfürsorge in kleinen Portionen. Entscheidungen, die leicht fallen. Tage, die nicht im Hungerchaos enden – sondern mit einem Gefühl von „Ich habe gut für mich gesorgt".

Vielleicht denkst du: „Ich habe das schon so oft versucht." Dann ist dieser Moment dein nächster Versuch – aber diesmal ohne Anspruch, alles perfekt zu machen. Diesmal geht's nicht um Disziplin. Sondern um Nähe zu dir selbst.

Vielleicht klingt „Ernährung im Alltag" für dich wie ein weiterer Punkt auf der Liste. Zwischen Job, Gedankenchaos, Haushalt und Müdigkeit sollst du jetzt auch noch gesund kochen? Keine Sorge – du musst nicht alles umkrempeln. Du darfst klein anfangen. Mit einem Frühstück, das dich wirklich nährt. Mit einem Snack, der dich nicht aus dem Fokus reißt. Mit einem Abendessen, das nicht perfekt sein muss – sondern dich zur Ruhe bringt.

Ernährung ist kein Projekt. Es ist Begleitung. Du isst sowieso – jeden Tag. Warum nicht so, dass es dir gut tut?

Es geht nicht um Vorschriften. Sondern um Möglichkeiten. Was tut dir gut? Was beruhigt dich? Was schenkt dir Energie, ohne dich aufzuputschen? Vielleicht ist es ein warmes Porridge am Morgen. Ein vorbereiteter Wrap für hektische Mittagspausen. Ein Teller Ofengemüse, das dich abends sanft zur Ruhe bringt.

Dieses Buch zeigt dir, wie du solche Gerichte findest – und an deinen Alltag anpasst. Ohne Druck. Ohne Planungszwang. Aber mit einem Ziel: Mehr Klarheit, mehr Wohlgefühl, mehr du.

Und wenn mal alles durcheinander ist: Du kannst jederzeit neu anfangen. Mit der nächsten Mahlzeit. Mit dir selbst.

Du hast jetzt vieles verstanden – über dein Gehirn, deinen Alltag, deine Bedürfnisse. Vielleicht fühlst du dich ein Stück klarer.

Doch Wissen allein verändert noch nichts. Es braucht konkrete Ideen. Rezepte, die du wirklich umsetzen kannst. Ohne Druck. Sondern mit dem Gefühl: Das tut mir gut.

Jetzt beginnt der Teil, auf den du dich freuen darfst. Alltagstaugliche Gerichte, die dich begleiten – durch hektische Morgen, volle Tage und Abende, an denen du runterkommen willst.

Lass uns anfangen. Denn gutes Essen kann mehr sein als Nahrung – es kann dein neuer Halt werden.

Sechstes
KAPITEL

Frühstück, das dich wirklich stärkt

Dein Start in den Tag beginnt nicht im Kopf – sondern im Bauch

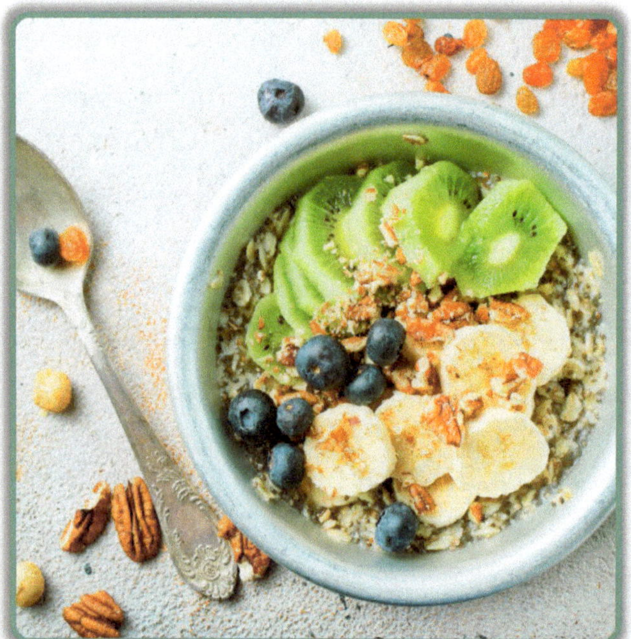

Vielleicht kennst du diese Morgende: Der Wecker klingelt, dein Kopf ist schon fünf Schritte weiter, dein Magen aber leer. Du bist müde, gereizt oder fühlst dich wie im Nebel. Und ehe du dich versiehst, greifst du nach irgendetwas – oder gar nichts.

Gerade bei ADHS ist der Morgen oft besonders herausfordernd. Dein Nervensystem braucht Orientierung, dein Körper Energie – doch gleichzeitig ist da dieses Chaos in dir, das klare Routinen erschwert. Und genau hier kann dein Frühstück ein leiser, starker Anker sein.

Nicht als Pflicht, nicht als Leistung. Sondern als erste kleine Entscheidung für dich.

Ein gutes Frühstück kann deinen Blutzucker stabilisieren, deine Konzentration fördern, Heißhunger verhindern – und dir ein Gefühl von Halt geben, bevor der Tag dich überrollt. Es muss nicht aufwendig sein. Kein Superfood, kein Meal-Plan. Nur echtes, nährendes Essen. Am besten mit einer guten Portion Eiweiß, gesunden Fetten und Ballaststoffen.

Vielleicht bedeutet das für dich ein warmes Porridge, das dich umhüllt. Vielleicht ein schneller Smoothie, den du noch im Gehen trinkst.

Vielleicht auch einfach: überhaupt etwas essen.

Dieses Kapitel zeigt dir Frühstücksideen, die alltagstauglich, sättigend und einfach umzusetzen sind – auch wenn du morgens verplant, verspätet oder überreizt bist.

Und falls du bisher nie gefrühstückt hast: vielleicht findest du hier etwas, das dich liebevoll zum Umdenken einlädt.

Diese Rezepte sind keine Regeln – sie sind Einladungen. Nimm, was dir guttut. Fang klein an. Dein Morgen, dein Rhythmus.

Warmes Hirse-Frühstück mit Banane und Zimt

Sanft, sättigend und stressfrei in den Tag starten

🧠 ***ADHS-Impuls:*** *Ein warmes Frühstück, das dich nicht überfordert. Sanft, sättigend, stabilisierend. Für Tage, an denen du dich selbst nicht verlieren willst.*

🥣 Frühstück | ⏱ 20 Min | 💡 beruhigend

Zutaten für 2 Personen

- ✅ 100 g Hirse
- ✅ 1 reife Banane
- ✅ 1 TL Zimt
- ✅ 1 TL Mandelmus (oder anderes Nussmus)
- ✅ 200–250 ml Pflanzenmilch (z. B. Haferdrink)
- ✅ 1 Prise Salz

Optional:

- ✅ Apfelstücke, Beeren
- ✅ Walnüsse, Mandeln
- ✅ 1 TL Ahornsirup

Zubereitung

1. Hirse gründlich mit heißem Wasser abspülen.
2. Mit Pflanzenmilch und Salz in einem Topf aufkochen.
3. Banane in Scheiben schneiden und mitköcheln.
4. Bei niedriger Hitze ca. 10 Minuten garen, bis die Hirse weich ist.
5. Zimt und Mandelmus einrühren, nach Belieben toppen und warm genießen.

Wirkstoffwissen: *Hirse liefert komplexe Kohlenhydrate, die dein Blutzucker sanft stabilisieren – ohne Achterbahngefühl. Die Banane bringt natürliche Süße und Magnesium mit, das dein Nervensystem unterstützt. Zimt wirkt zusätzlich beruhigend und regulierend auf den Blutzucker. Ein Frühstück, das dich nicht überfordert, sondern sanft trägt.*

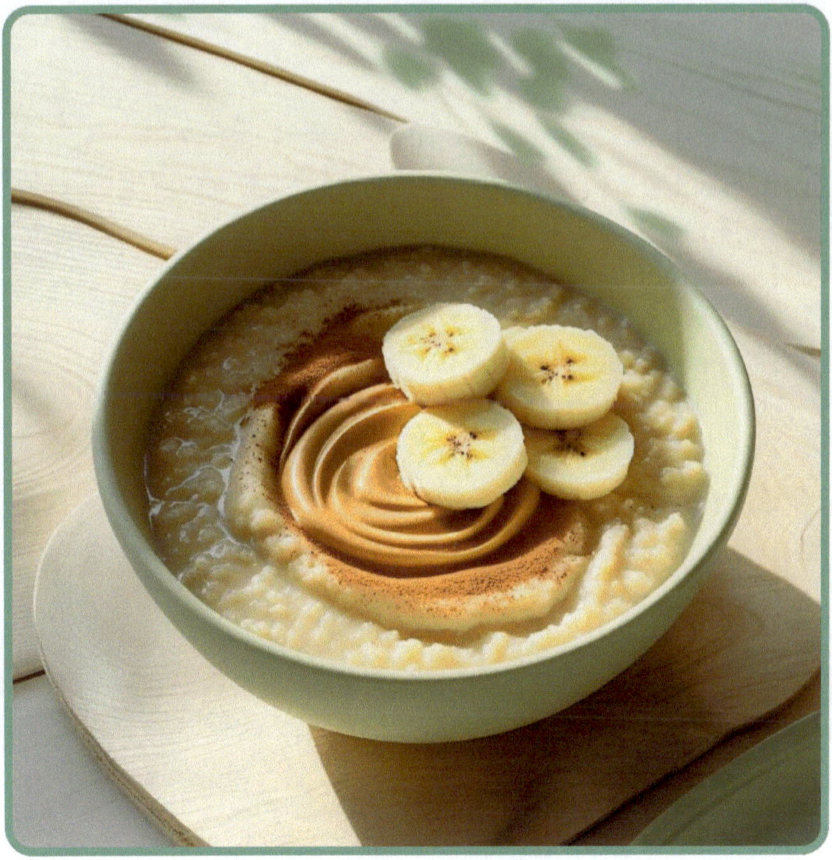

Alltagstipp: *Du musst nicht jeden Morgen neu entscheiden. Wenn du magst, koche gleich die doppelte Menge – und wärme sie dir morgen nochmal auf. Warmes Frühstück, kein Stress. Eine Entscheidung weniger.*

Grüner Power-Smoothie

Erfrischender Start mit Nährstoffen, die dein Gehirn lieben wird

🧠 ***ADHS-Impuls:*** *Ein Smoothie ist wie ein Shortcut: Er überfordert nicht, bringt Energie – und schenkt dir ein „Ich tu was für mich"-Gefühl.*

🥣 Frühstück | ⏱ 5 Min | 💡 erfrischend

Zutaten für 2 Personen

- ✅ 1 kleine reife Banane
- ✅ 1 Handvoll frischer Babyspinat
- ✅ 1/2 Avocado
- ✅ 1 kleine Handvoll TK-Mango oder Ananas
- ✅ 200 ml Haferdrink oder Wasser
- ✅ 1 TL Zitronensaft

Optional:

- ✅ 1 TL Leinöl oder geschrotete Leinsamen

Zubereitung

1. Alle Zutaten in einen Mixer geben und cremig pürieren.
2. Bei Bedarf etwas Flüssigkeit nachgießen.
3. In Gläser füllen und am besten frisch genießen.

Wirkstoffwissen: *Spinat liefert Folat und Magnesium – wichtig für deine Reizverarbeitung. Die Banane unterstützt deinen Serotoninspiegel, die Avocado liefert gesunde Fette für dein Gehirn. Haferdrink sorgt für sanfte Sättigung, ohne dich träge zu machen.*

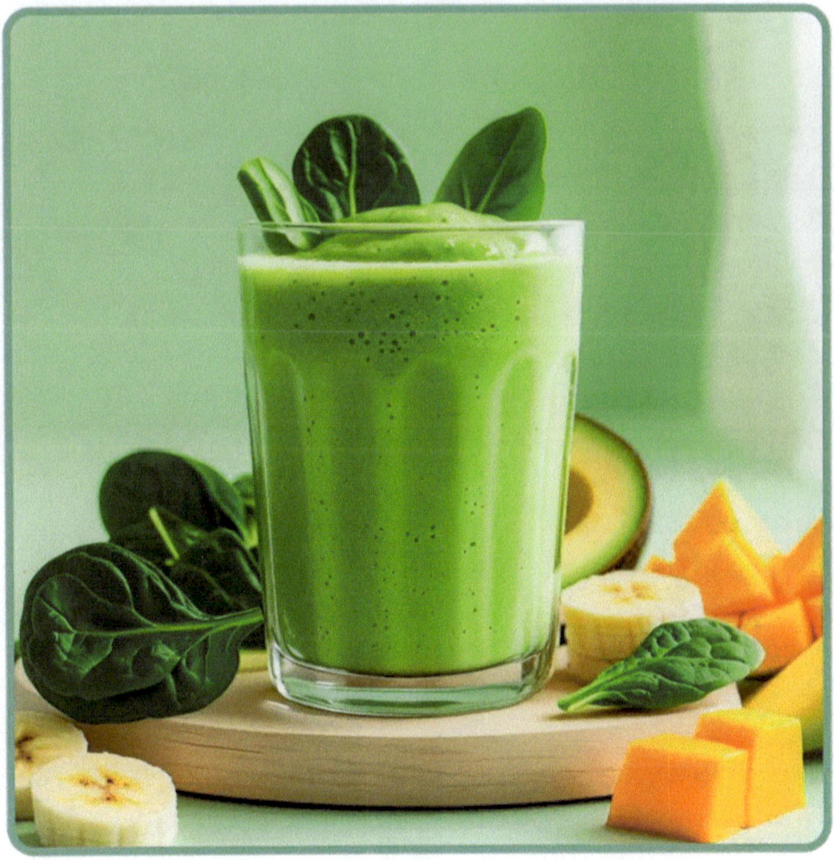

Alltagstipp: *Mach dir das Leben leichter: Bereite den Smoothie schon am Abend vor. Bewahre ihn im Kühlschrank auf – dein Morgen begrüßt dich ohne Entscheidungsmüdigkeit. So sparst du Kraft für Wichtigeres. Und du startest versorgt, bevor das Chaos ruft.*

Joghurt-Bowl mit Beeren und Crunch

Ein kühler Start, der dich nährt und erfrischt

🧠 ***ADHS-Impuls:*** *Ein Frühstück mit Crunch kann helfen, dein Gehirn zu aktivieren. Verschiedene Texturen (weich und knusprig) wirken stimulierend – und lassen dich länger zufrieden essen.*

🥣 Frühstück | ⏱ 5 Min | 💡 belebend

Zutaten für 2 Personen

- ✅ 250 g griechischer Joghurt (oder pflanzliche Alternative)
- ✅ 1 Handvoll gemischte Beeren (frisch oder TK)
- ✅ 2 EL gehackte Nüsse (z. B. Mandeln, Walnüsse)
- ✅ 1 EL Leinsamen oder Chiasamen
- ✅ 1 TL Honig oder Ahornsirup (optional)
- ✅ 1 EL Granola (ungesüßt, optional)

Zubereitung

1. Den Joghurt auf zwei Schalen verteilen.
2. Die Beeren waschen und gleichmäßig darauf verteilen.
3. Nüsse grob hacken und zusammen mit den Samen darüberstreuen.
4. Wer mag, gibt noch etwas Honig oder Ahornsirup dazu.
5. Mit Granola toppen und sofort genießen.

__Wirkstoffwissen:__ Joghurt liefert Eiweiß für stabile Energie und eine gesunde Darmflora. Beeren sind reich an Antioxidantien und wirken entzündungshemmend. Die Nüsse und Samen bringen gesunde Fette und Mineralstoffe wie Magnesium mit – wichtig für Nerven und Konzentration.

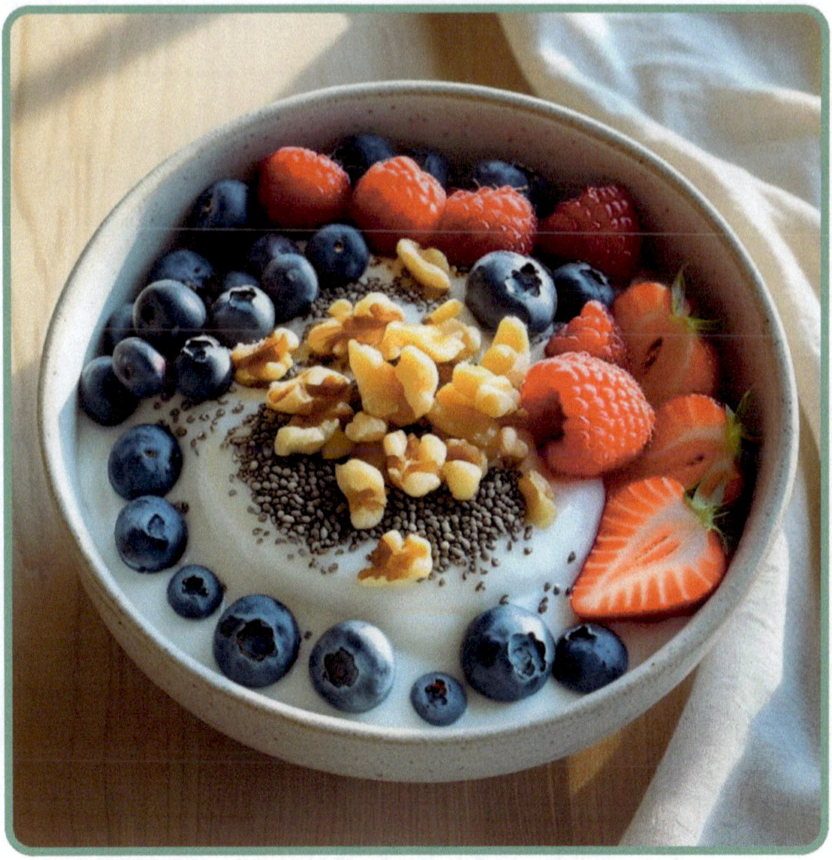

__Alltagstipp:__ Portioniere Beeren, Nüsse und Samen schon am Vorabend in kleinen Schälchen. So kannst du morgens einfach alles zusammenstellen – ohne in halber Müdigkeit Zutaten zu suchen.

Herzhaftes Protein-Omelett

Ein warmes Frühstück für Fokus und innere Stabilität

🧠 ***ADHS-Impuls:*** *Ein proteinreiches Frühstück kann dich stabilisieren – auch emotional. Es gibt dir länger Energie und verhindert Reizbarkeit. Wärme + Eiweiß = innere Ruhe.*

🥣 Frühstück | ⏱ 15 Min | 💡 stabilisierend

Zutaten für 2 Personen

- ✅ 4 Eier
- ✅ 1 kleine Zucchini
- ✅ 1 kleine rote Paprika
- ✅ 1 Handvoll Babyspinat
- ✅ 1 Frühlingszwiebel
- ✅ 1 TL Olivenöl
- ✅ Salz, Pfeffer, Kurkuma, etwas Feta oder Hefeflocken

Zubereitung

1. Zucchini und Paprika klein würfeln, Frühlingszwiebel in feine Ringe schneiden.
2. Öl in einer Pfanne erhitzen, Gemüse bei mittlerer Hitze 3–4 Minuten anbraten.
3. Spinat dazugeben und kurz zusammenfallen lassen.
4. Eier mit Salz, Pfeffer und Kurkuma verquirlen und über das Gemüse gießen.
5. Omelett bei niedriger Hitze stocken lassen. Nach Wunsch mit Feta bestreuen, kurz abdecken und servieren.

Wirkstoffwissen: *Eier liefern hochwertiges Eiweiß, das die Neurotransmitterbildung unterstützt. Zucchini und Spinat bringen Magnesium – wichtig für Reizfilterung und Nervenruhe. Kurkuma wirkt leicht entzündungshemmend und kann die Stimmung positiv beeinflussen.*

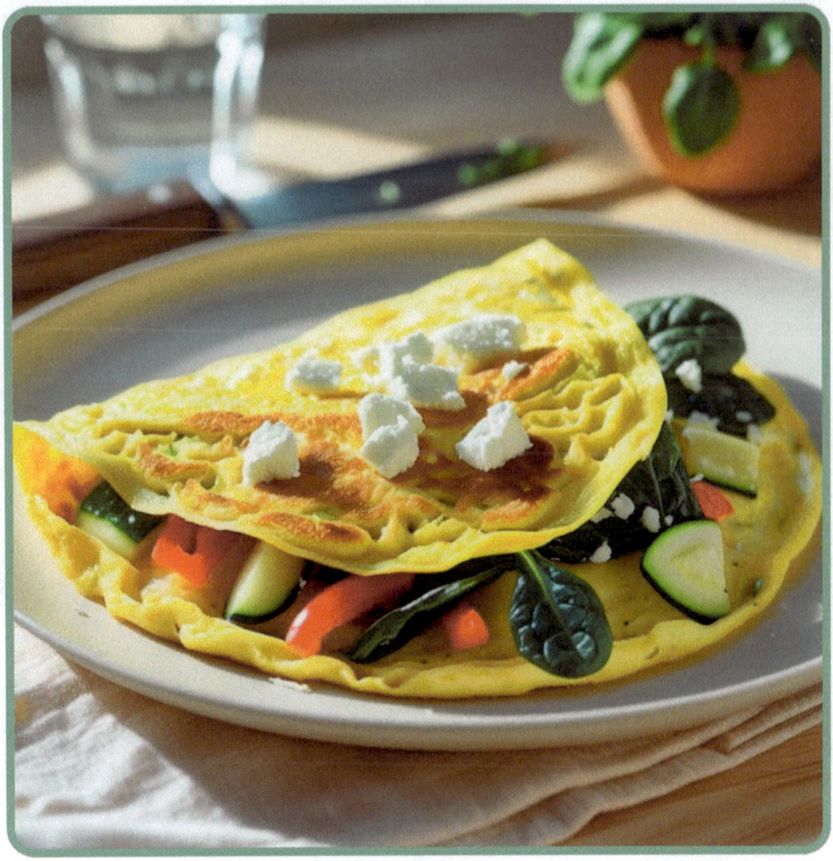

Alltagstipp: *Bereite dein Gemüse am Abend vor – gewaschen und geschnitten im Glas. So kannst du morgens nur noch alles in die Pfanne werfen. Das spart Zeit, reduziert Chaos und schenkt dir einen ruhigen Start in den Tag.*

Avocado-Vollkorn-Toast mit Ei und Spinat

Sättigend, gesund und in 10 Minuten fertig

🧠 ***ADHS-Impuls:*** *Eiweiß, gesunde Fette und komplexe Kohlenhydrate sorgen dafür, dass dein Blutzuckerspiegel stabil bleibt. Das gibt dir nicht nur Energie, sondern auch Ruhe im Kopf.*

🥣 Frühstück | ⏱ 10 Min | 💡 kraftvoll

Zutaten für 2 Personen

- ✅ 2 Scheiben Vollkornbrot
- ✅ 1 reife Avocado
- ✅ 2 Eier
- ✅ 1 Handvoll frischer Babyspinat
- ✅ 1 TL Zitronensaft
- ✅ Salz, Pfeffer, Chiliflocken (optional)

Zubereitung

1. Die Brotscheiben im Toaster oder in der Pfanne knusprig rösten.
2. Die Avocado schälen, entkernen und mit Zitronensaft, Salz und Pfeffer zerdrücken.
3. Die Eier als Spiegelei oder pochiert zubereiten.
4. Brotscheiben mit der Avocadocreme bestreichen, den Babyspinat darauf verteilen.
5. Je ein Ei auf jeden Toast legen, mit etwas Pfeffer und Chiliflocken bestreuen und sofort genießen.

🌿 ***Wirkstoffwissen:*** *Avocado liefert wertvolle einfach ungesättigte Fettsäuren und Magnesium. Vollkornbrot versorgt dich mit Ballaststoffen, die dich länger satt halten. Eier bringen zusätzlich Eiweiß und Cholin mit – wichtig für deine Konzentration.*

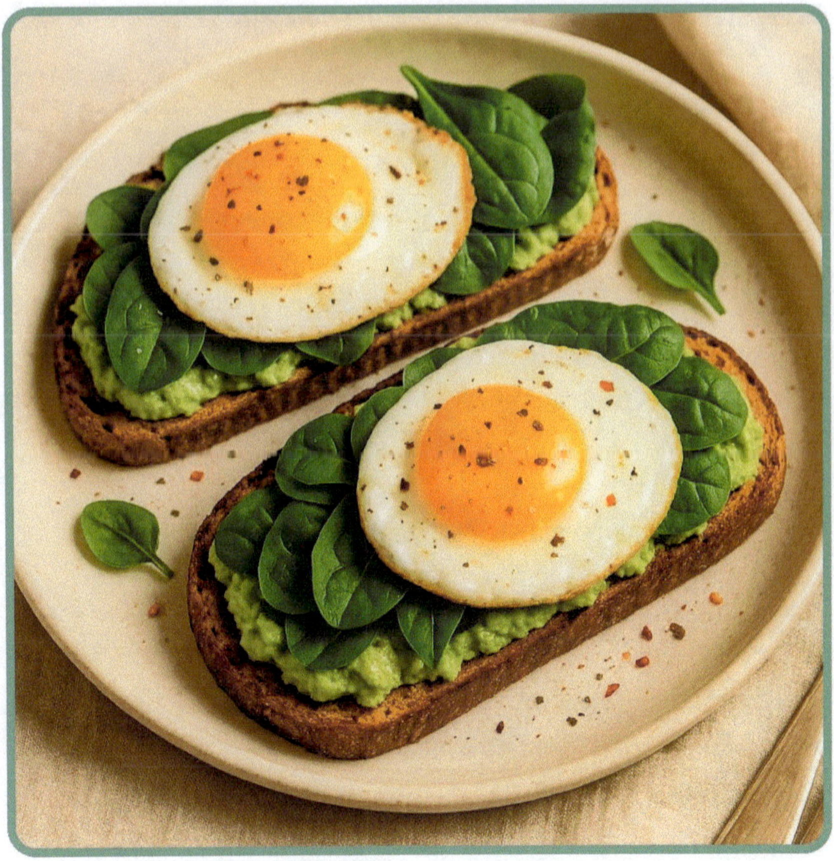

🧭 ***Alltagstipp:*** *Bereite die Avocadocreme am Vorabend vor. Morgens musst du nur noch Toast rösten, belegen und das Ei dazugeben – fertig ist dein stressfreies Power-Frühstück.*

Haferflocken mit Apfel und Walnüssen

Ein warmes Frühstück für einen klaren Kopf

🧠 *ADHS-Impuls: Ein ruhiger Start kann den ganzen Tag verändern. Wenn du morgens warm und stabil isst, reagiert dein Nervensystem weniger auf Stress – und du kannst klarer denken, bevor der Trubel beginnt.*

🥣 Frühstück | ⏱ 10 Min | 💡 wärmend

Zutaten für 2 Personen

- ✅ 60 g zarte Haferflocken
- ✅ 250 ml Hafermilch
- ✅ 1 kleiner Apfel
- ✅ 1 TL Zimt
- ✅ 1 EL gehackte Walnüsse
- ✅ 1 TL Ahornsirup (optional)
- ✅ 1 Prise Salz

Zubereitung

1. Die Haferflocken mit Hafermilch und einer Prise Salz in einem kleinen Topf zum Kochen bringen.
2. Den Apfel waschen, entkernen und in kleine Würfel schneiden.
3. Apfelwürfel und Zimt zu den Haferflocken geben und bei niedriger Hitze ca. 5 Minuten köcheln lassen.
4. Vom Herd nehmen, Ahornsirup unterrühren (optional).
5. In zwei Schalen füllen und mit den gehackten Walnüssen bestreuen.

🌿 ***Wirkstoffwissen:*** *Hafer liefert komplexe Kohlenhydrate, die dich lange satt machen und Heißhunger vermeiden – ideal bei ADHS, wenn dein Energielevel oft Achterbahn fährt. Walnüsse enthalten Omega-3-Fettsäuren, die deine Konzentration unterstützen und entzündungshemmend wirken.*

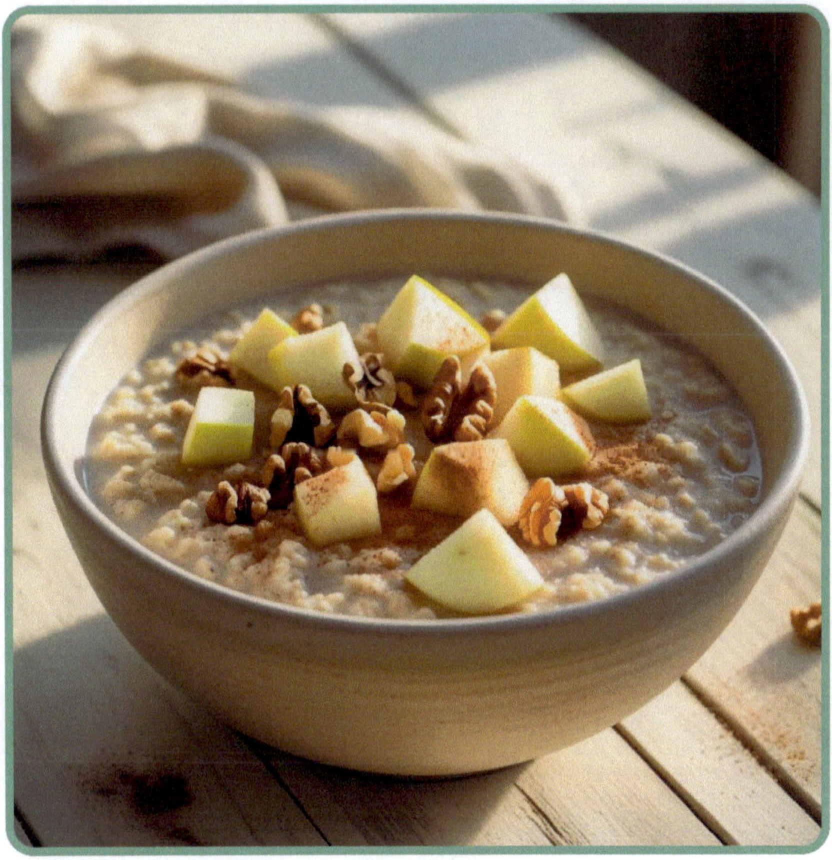

🧭 ***Alltagstipp:*** *Leg dir abends schon die Zutaten bereit – so brauchst du morgens keine Entscheidung treffen. Wenn du dich leicht verzettelst, helfen kleine Routinen dabei, in den Tag zu finden. Dein Frühstück wartet schon.*

Mini-Frittata-Muffins mit Gemüse und Käse

Meal Prep-Frühstück für stressfreie Morgen

🧠 ***ADHS-Impuls:*** *Meal Prep kann dir helfen, hektische Morgen zu entschärfen. Wenn die Frittatas im Kühlschrank warten, hast du eine schnelle, gesunde Option.*

🥣 Frühstück | ⏱ 30 Min | 💡 stärkend

Zutaten für 2 Personen

- ✅ 4 Eier
- ✅ 50 ml Milch (oder pflanzliche Alternative)
- ✅ 1 kleine Zucchini
- ✅ 1 rote Paprika
- ✅ 1 kleine Handvoll Babyspinat
- ✅ 50 g Feta oder Reibekäse
- ✅ 1 TL Olivenöl
- ✅ Salz, Pfeffer, Kurkuma

Zubereitung

1. Den Backofen auf 180 °C Ober-/Unterhitze vorheizen und ein Muffinblech leicht einfetten oder mit Förmchen auslegen.
2. Zucchini und Paprika klein würfeln, Spinat grob hacken.
3. Das Gemüse kurz in Olivenöl anbraten, bis es leicht weich wird.
4. Eier mit Milch, Salz, Pfeffer und Kurkuma verquirlen.
5. Das Gemüse gleichmäßig auf die Muffinförmchen verteilen, mit der Eiermasse übergießen.

6. Feta oder Reibekäse darüberstreuen.
7. Im Ofen ca. 15–18 Minuten backen, bis die Frittatas fest und goldgelb sind.

Wirkstoffwissen: *Eier liefern Cholin und hochwertiges Eiweiß, Spinat und Paprika bringen Magnesium und Vitamin C mit. Das sorgt für stabile Energie und ein ruhigeres Nervensystem.*

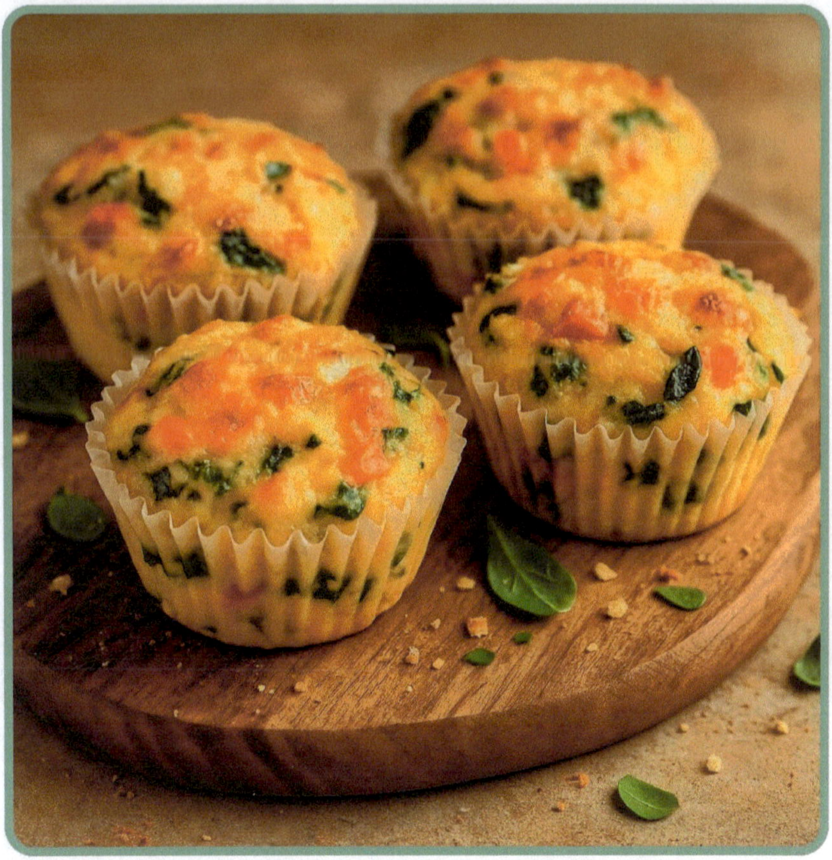

Alltagstipp: *Backe gleich die doppelte Menge und friere die Hälfte ein. Morgens musst du sie nur in den Ofen oder die Mikrowelle geben – dein Frühstück ist in wenigen Minuten fertig.*

Frühstücks-Wrap mit Ei, Spinat und Hummus

Schnell, sättigend und ideal zum Mitnehmen

🧠 ***ADHS-Impuls:*** *Ein To-Go-Frühstück gibt dir Struktur, auch wenn der Morgen chaotisch ist. Kein Auslassen, kein schneller Zucker – sondern etwas, das dich wirklich satt macht.*

🥣 Frühstück | ⏱ 15 Min | 💡 praktisch

Zutaten für 2 Personen

- ✅ 2 Vollkorn-Wraps
- ✅ 2 Eier
- ✅ 2 EL Hummus
- ✅ 1 Handvoll Babyspinat
- ✅ 1 kleine Tomate
- ✅ 1 TL Olivenöl
- ✅ Salz, Pfeffer

Zubereitung

1. Eier als Spiegelei oder Rührei zubereiten.
2. Wraps kurz in einer Pfanne oder im Ofen erwärmen, damit sie flexibler werden.
3. Jeden Wrap mit Hummus bestreichen.
4. Spinat und in Scheiben geschnittene Tomate darauflegen, Ei hinzufügen.
5. Mit Salz und Pfeffer würzen, einrollen und entweder sofort genießen oder in Butterbrotpapier einwickeln und mitnehmen.

Wirkstoffwissen: *Vollkorn-Wraps liefern Ballaststoffe, die dich länger satt halten. Eier bringen Eiweiß und Cholin mit, Spinat liefert Magnesium – alles, was deine Konzentration stärkt.*

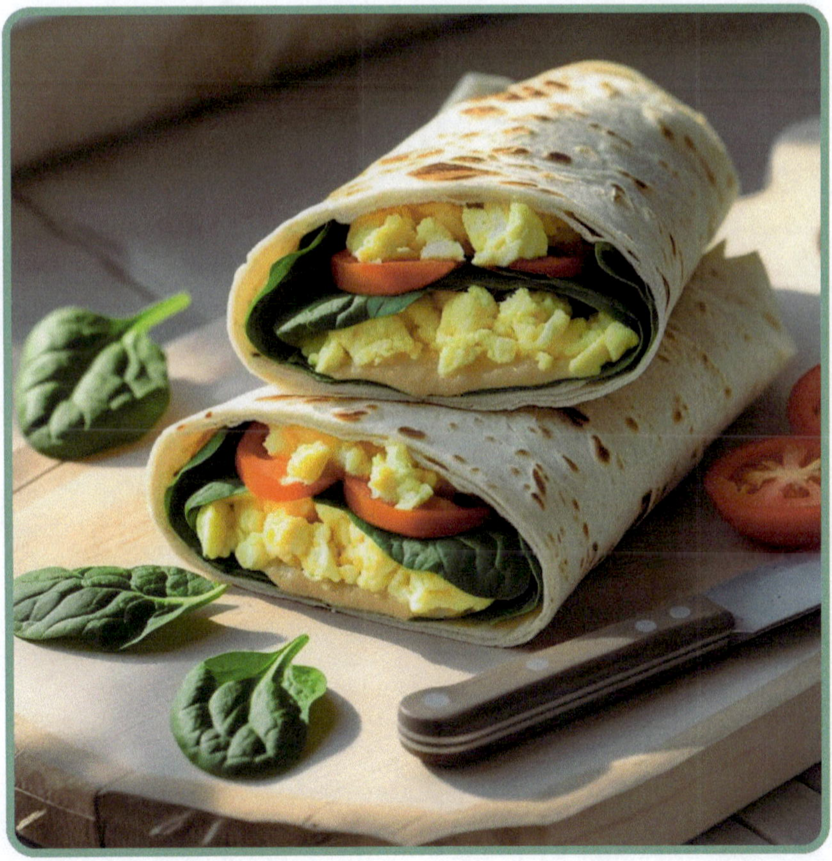

Alltagstipp: *Bereite den Wrap schon am Abend vor und bewahre ihn im Kühlschrank auf. Morgens musst du ihn nur noch einpacken – und du hast eine Sorge weniger.*

Bircher-Müsli

Dein Frühstück wartet schon auf dich

🧠 ***ADHS-Impuls:*** *Ein Meal Prep-Frühstück entlastet dein Gehirn. Du wachst auf, und dein Essen ist fertig – kein Denken, keine Entscheidungen.*

🥣 Frühstück | ⏱ 10 Min +Kühlzeit | 💡 lecker

Zutaten für 2 Personen

- ✅ 80 g zarte Haferflocken
- ✅ 150 ml Milch oder pflanzliche Alternative
- ✅ 100 g Naturjoghurt (oder pflanzliche Alternative)
- ✅ 1 kleiner Apfel
- ✅ 1 EL Rosinen oder gehackte Datteln
- ✅ 1 EL gehackte Nüsse (z. B. Mandeln, Walnüsse)
- ✅ 1 TL Zitronensaft
- ✅ 1 TL Honig oder Ahornsirup (optional)

Zubereitung

1. Haferflocken, Milch, Joghurt, Rosinen, Nüsse und Zitronensaft in einer Schüssel vermischen.
2. Apfel waschen, grob raspeln und unterheben.
3. Honig oder Ahornsirup nach Geschmack hinzufügen.
4. Mischung in zwei Gläser oder Schüsseln füllen, abdecken und über Nacht im Kühlschrank ziehen lassen.
5. Am nächsten Morgen kurz umrühren und optional mit frischem Obst toppen.

Wirkstoffwissen: *Die Kombination aus Haferflocken, Joghurt und Apfel liefert Ballaststoffe und Eiweiß. Das stabilisiert deinen Blutzuckerspiegel und hält dich lange satt.*

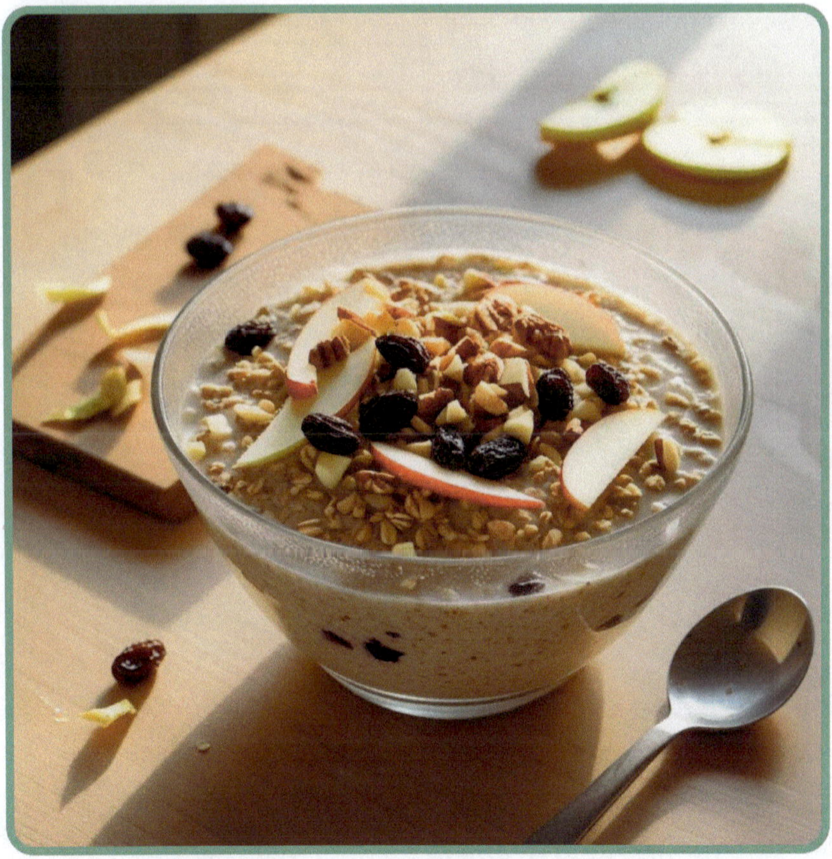

Alltagstipp: *Bereite gleich mehrere Portionen auf einmal zu. So bist du für mehrere Tage versorgt und sparst dir den Morgenstress.*

Bananen-Pfannkuchen ohne Zucker

Süß genießen – ohne schlechtes Gewissen

🧠 ***ADHS-Impuls:*** *Süßes Frühstück muss nicht zum Energie-Crash führen. Diese Pfannkuchen sind natürlich gesüßt und geben dir stabile Energie für den Tag.*

🥣 Frühstück | ⏱ 15 Min | 💡 belebend

Zutaten für 2 Personen

- ✅ 2 reife Bananen
- ✅ 2 Eier
- ✅ 60 g zarte Haferflocken
- ✅ 1 TL Backpulver
- ✅ 1 TL Zimt
- ✅ 1 Prise Salz
- ✅ Etwas Kokosöl oder Butter zum Ausbacken
- ✅ Optional: Beeren und Nüsse als Topping

Zubereitung

1. Bananen in einer Schüssel mit einer Gabel zerdrücken.
2. Eier, Haferflocken, Backpulver, Zimt und Salz hinzufügen und zu einem glatten Teig verrühren.
3. Eine Pfanne mit etwas Kokosöl oder Butter erhitzen.
4. Kleine Pfannkuchen in die Pfanne setzen und bei mittlerer Hitze 2–3 Minuten pro Seite goldbraun ausbacken.
5. Warm mit Beeren, Nüssen oder einem Klecks Joghurt servieren.

Wirkstoffwissen: *Bananen liefern schnell verfügbare Energie und B-Vitamine. Haferflocken und Eier stabilisieren mit Eiweiß und Ballaststoffen deinen Blutzuckerspiegel.*

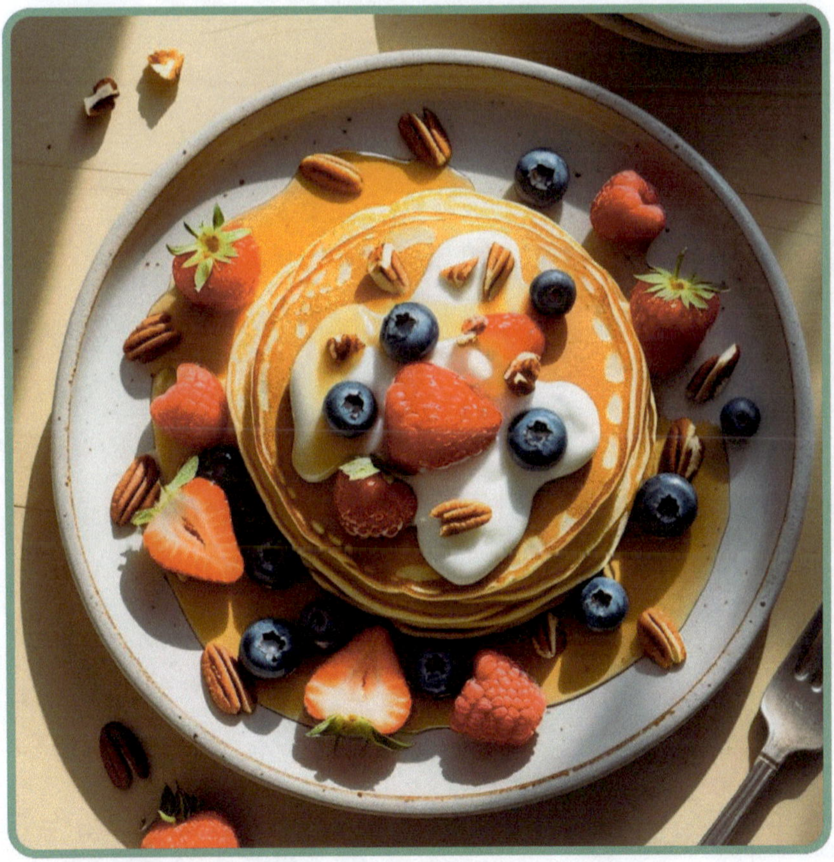

Alltagstipp: *Bereite gleich eine größere Menge zu. Die Pfannkuchen lassen sich super einfrieren und in wenigen Minuten auftauen – perfekt für Tage, an denen es schnell gehen muss.*

Siebtes
KAPITEL

Leichtes Mittagessen für deinen Tag

Satt und klar durch den Nachmittag – ohne schwer im Magen zu liegen

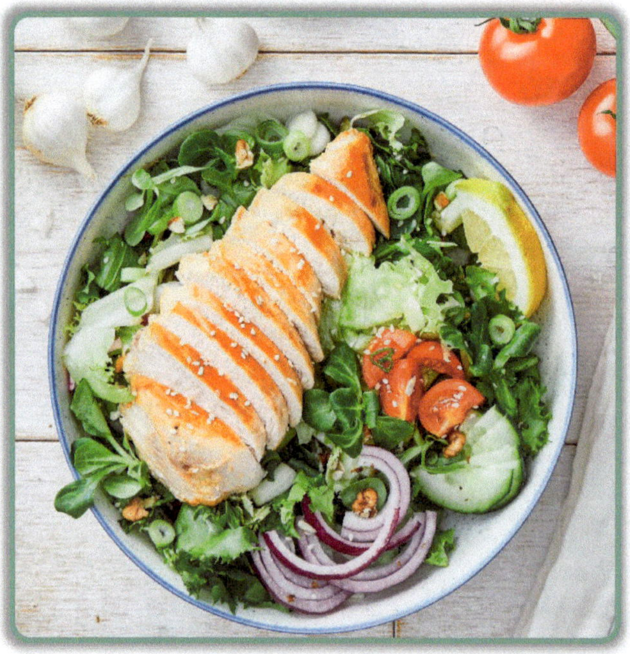

Mittags brauchst du Energie – aber keinen vollen Bauch, der dich ausbremst.

Gerade mit ADHS ist es entscheidend, den Blutzuckerspiegel stabil zu halten. Denn wenn er zu schnell fällt, kommen oft Reizbarkeit, Erschöpfung oder dieser diffuse Heißhunger, der dich aus der Spur bringt.

Vielleicht kennst du das: Du bist im Flow, das Mittagessen fällt unter den Tisch – und plötzlich findest du dich bei Süßkram oder schnellen Snacks wieder. Danach fühlst du dich noch unruhiger, überdreht oder leer. Oder du isst zu viel auf einmal – und landest im berüchtigten Mittagstief, während dein Gehirn im Stand-by-Modus hängt.

Dieses Kapitel zeigt dir, wie du ein leichtes, aber nährendes Mittagessen zubereiten kannst – für klare Gedanken, stabile Energie und ein gutes Körpergefühl. Mahlzeiten, die dich wirklich satt machen, aber nicht belasten. Rezepte, die alltagstauglich sind – ob für zu Hause, im Büro oder unterwegs.

Du brauchst dafür keine komplizierten Zutaten und keine Koch-Perfektion. Wraps, Bowls, schnelle Pfannengerichte oder Meal Prep-Rezepte helfen dir, auch in chaotischen Momenten gut für dich zu sorgen. Viele sind in 20 bis 40 Minuten fertig – ideal für ADHS-Tage, an denen deine Zeit knapp und dein Kopf voll ist.

Erlaube dir, das Mittagessen nicht nur zu „erledigen“, sondern als kleine Pause für dich zu sehen. Als Tankstelle für dein Gehirn, als Stütze für deinen Nachmittag – und als Zeichen für dich selbst: Ich bin es wert, gut für mich zu sorgen.

Lass dich inspirieren – und finde heraus, welche Mahlzeiten dir wirklich guttun.

Chicken-Bowl mit Süßkartoffel und Paprika

Ein leichtes Powergericht für Fokus & Energie

🧠 ***ADHS-Impuls:*** *Proteinreiche Mittagsgerichte helfen dir, länger konzentriert zu bleiben – ohne das gefürchtete Nachmittagstief.*

🥣 Mittagessen | ⏱ 25 Min | 💡 sättigend

Zutaten für 2 Personen

- ✅ 150 g Hähnchenbrustfilet
- ✅ 1 kleine Süßkartoffel
- ✅ 1 rote Paprika
- ✅ 1 Handvoll Babyspinat
- ✅ 1 Frühlingszwiebel
- ✅ 1 TL Sesam
- ✅ 1 TL Olivenöl
- ✅ 1 TL Sojasauce (glutenfrei, wenn nötig)
- ✅ 1 Prise Paprika edelsüß, Salz, Pfeffer

Zubereitung

1. Süßkartoffel schälen, in kleine Würfel schneiden und in Salzwasser ca. 10 Minuten kochen.
2. In der Zwischenzeit Hähnchenbrust in Streifen schneiden, mit Paprikapulver, Salz und Pfeffer würzen.
3. Olivenöl in einer Pfanne erhitzen, Hähnchenstreifen darin ca. 5–7 Minuten braten.
4. Paprika und Frühlingszwiebel klein schneiden, zum Fleisch geben und 3 Minuten mitbraten.

5. Spinat unterheben und kurz zusammenfallen lassen.
6. Alles mit der gegarten Süßkartoffel in einer Bowl anrichten, mit Sesam bestreuen und mit etwas Sojasauce verfeinern.

Wirkstoffwissen: *Hähnchen liefert Eiweiß für stabile Energie. Süßkartoffeln sättigen und fördern Fokus. Spinat bringt Magnesium fürs Nervenkostüm.*

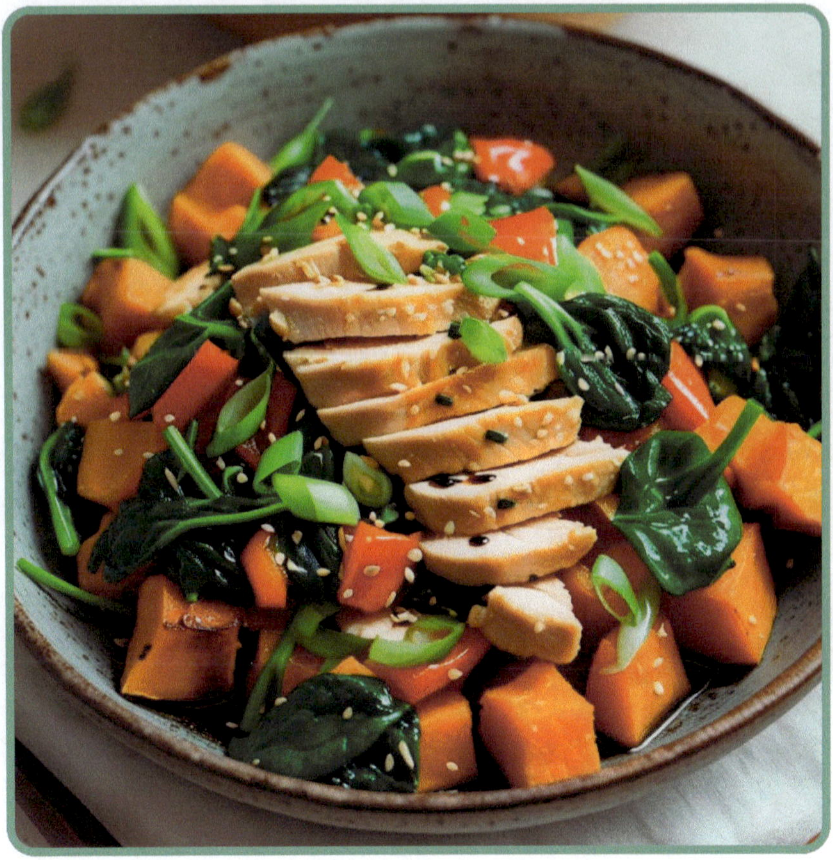

Alltagstipp: *Koche die doppelte Menge Süßkartoffel vor. So hast du später die perfekte Basis für einen schnellen Auflauf oder eine Bowl-Variante.*

Kichererbsen-Wrap mit Kräuterjoghurt

Ein sättigendes Mittagessen mit frischer Würze

🧠 ***ADHS-Impuls:*** *Ein Wrap bringt Struktur und Fokus – du isst bewusst, mit den Händen, ohne Ablenkung. Genau das hilft deinem Gehirn, Pause zu machen und wieder aufzutanken.*

🥣 Mittagessen | ⏱ 20 Min | 💡 frisch

Zutaten für 2 Personen

- ✅ 150 g gekochte Kichererbsen (aus der Dose, abgespült)
- ✅ 1 rote Paprika
- ✅ 1 kleine Karotte
- ✅ 1 Handvoll Babyspinat
- ✅ 2 Vollkorn-Wraps
- ✅ 1 TL Olivenöl
- ✅ 1 TL Paprikapulver, etwas Kreuzkümmel, Salz, Pfeffer

Kräuterjoghurt

- ✅ 100 g Naturjoghurt
- ✅ 1 TL Zitronensaft
- ✅ frische Petersilie oder Schnittlauch, Salz & Pfeffer

Zubereitung

1. Kichererbsen mit einer Gabel grob zerdrücken, mit Paprikapulver, Kreuzkümmel, Salz und Pfeffer würzen.
2. Paprika und Karotte in feine Streifen schneiden. Spinat waschen.
3. Öl in einer Pfanne erhitzen, Paprika und Karotte 3–4 Min. anbraten, dann Kichererbsen zugeben.
4. Joghurt mit Zitronensaft, gehackten Kräutern, Salz und

Pfeffer verrühren.

5. Wraps erwärmen, mit Gemüse, Spinat und Joghurt füllen – einrollen, servieren.

Wirkstoffwissen: *Kichererbsen liefern pflanzliches Eiweiß und sättigende Ballaststoffe. Paprika enthält viel Vitamin C, der Joghurt fördert die Darmflora und bringt Frische.*

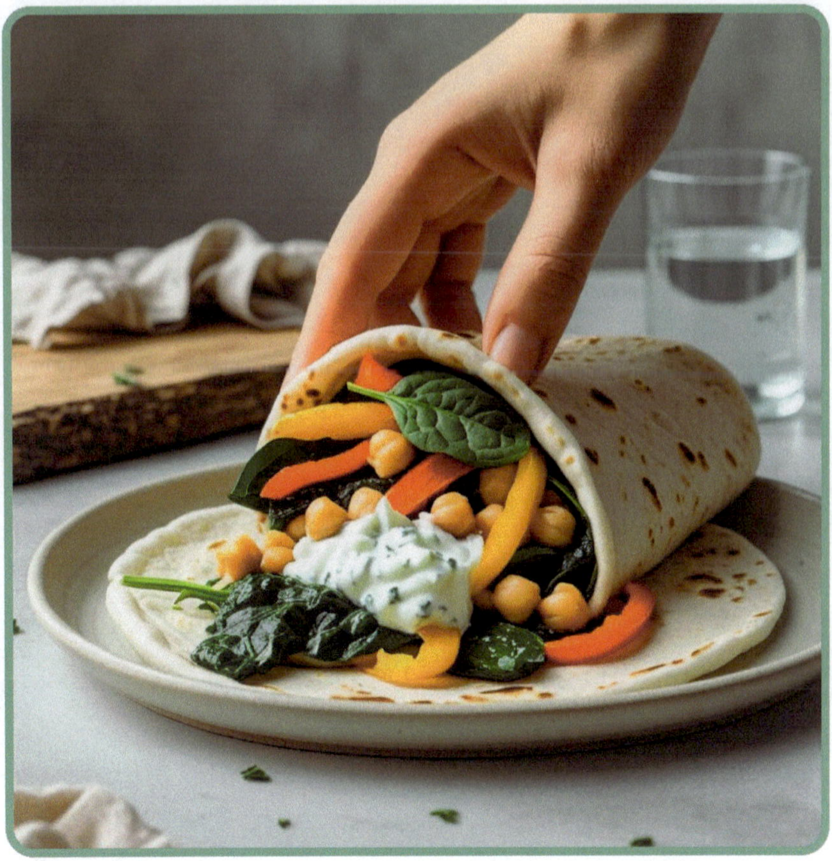

Alltagstipp: *Mach gleich die doppelte Menge und nimm dir einen Wrap fürs Büro oder den nächsten Tag mit – Meal Prep, das sich richtig gut anfühlt.*

Linsen-Kokos-Curry mit Gemüse

Voller Geschmack – für deinen klaren Kopf am Mittag

🧠 ***ADHS-Impuls:*** *Linsen versorgen dich mit stabiler Energie und halten Heißhunger in Schach – ideal für dein konzentriertes Nachmittagstief.*

🥣 Mittagessen | ⏱ 20 Min | 💡 aromatisch

Zutaten für 2 Personen

- ✅ 120 g rote Linsen
- ✅ 1 kleine Zucchini
- ✅ 1 kleine Karotte
- ✅ 1 kleine rote Paprika
- ✅ 1 Dose Kokosmilch (400 ml)
- ✅ 1 TL Currypulver
- ✅ 1 TL Kokosöl
- ✅ Salz, Pfeffer, etwas Limettensaft
- ✅ Frische Korianderblätter (optional)

Zubereitung

1. Linsen abspülen.Karotte, Paprika und Zucchini klein schneiden.
2. Öl in einem Topf erhitzen. Gemüse darin 3 Minuten anbraten.
3. Currypulver einrühren. Linsen und Kokosmilch dazugeben, alles aufkochen.
4. Bei kleiner Hitze ca. 10 Minuten köcheln lassen.
5. Mit Salz, Pfeffer und einem Spritzer Limettensaft

abschmecken.

6. In Schalen füllen und nach Wunsch mit frischem Koriander garnieren.

🌿 ***Wirkstoffwissen:*** *Rote Linsen liefern pflanzliches Eiweiß und Eisen. Kokosmilch enthält gesunde Fette, die lange sättigen. Currygewürze können entzündungshemmend wirken.*

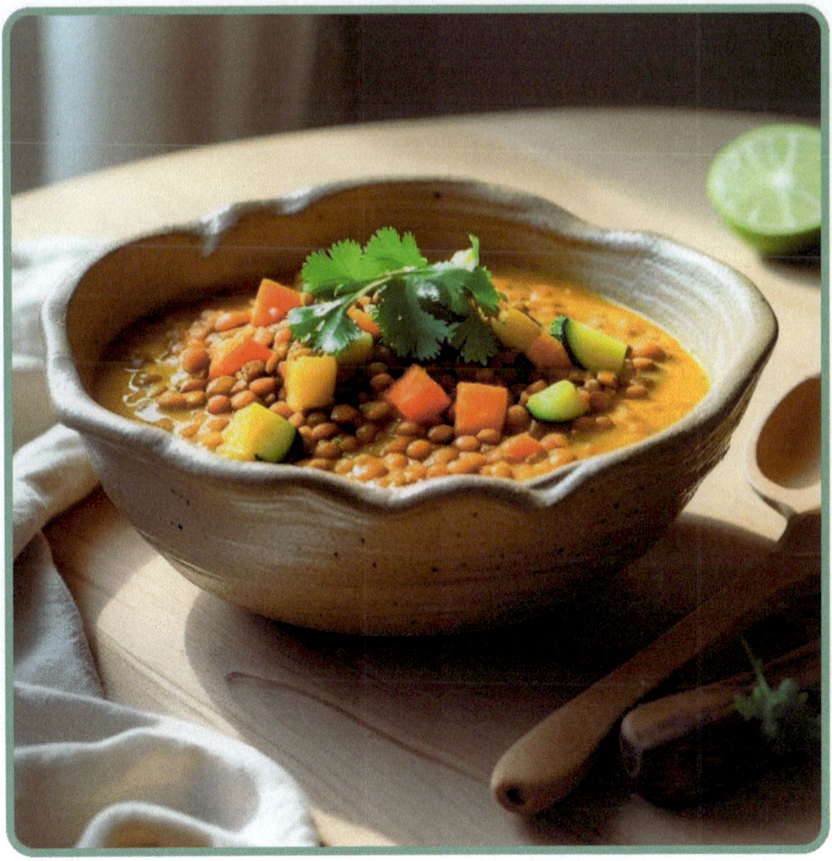

🧭 ***Alltagstipp:*** *Du kannst das Curry auch vorkochen – es schmeckt am nächsten Tag oft noch besser. Perfekt für Meal Prep ohne Stress.*

Mediterraner Quinoa-Salat mit Feta

Leicht, sättigend und voller Aromen – perfekt fürs Büro oder Homeoffice

🧠 ***ADHS-Impuls:*** *Ein kühler, leicht vorzubereitender Mittagssnack wie dieser hilft dir, Entscheidungen zu vermeiden – einfach aus dem Kühlschrank nehmen und essen.*

🥣 Mittagessen | ⏱ 25 Min | 💡 leicht

Zutaten für 2 Personen

- ✅ 100 g Quinoa
- ✅ 1 kleine Gurke
- ✅ 10 Cherrytomaten
- ✅ 1/2 rote Zwiebel
- ✅ 1 EL schwarze Oliven
- ✅ 60 g Feta
- ✅ 1 EL Olivenöl
- ✅ 1 EL Zitronensaft
- ✅ frischer Basilikum oder Petersilie
- ✅ Salz, Pfeffer

Zubereitung

1. Quinoa gründlich waschen, nach Packungsanleitung garen, abkühlen lassen.
2. Gurke, Tomaten und Zwiebel klein schneiden, Feta würfeln.
3. Quinoa mit Gemüse, Oliven und Feta vermengen.
4. Öl, Zitronensaft, Salz und Pfeffer zu einem Dressing verrühren, unterheben.

5. Mit frischen Kräutern bestreuen und servieren – lauwarm oder kalt.

🌿 ***Wirkstoffwissen:*** *Quinoa liefert pflanzliches Eiweiß und Magnesium. Feta enthält Kalzium und wertvolle Fette, Tomaten und Gurke sorgen für Frische und Nährstoffe.*

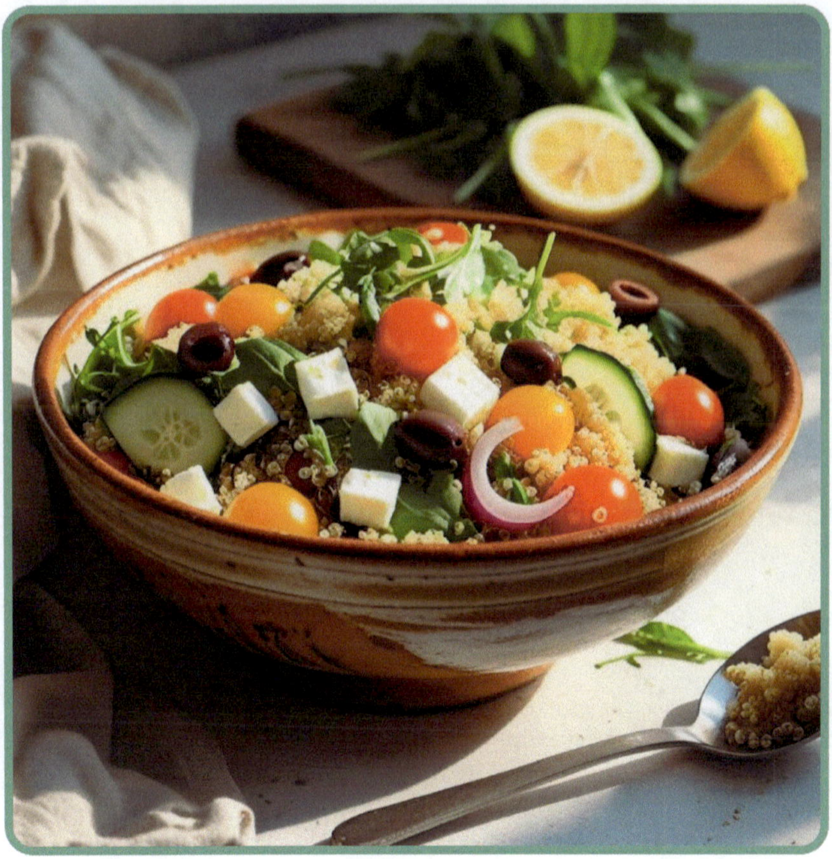

🧭 ***Alltagstipp:*** *Mach gleich die doppelte Menge – der Salat hält sich gut 2 Tage im Kühlschrank und schmeckt auch unterwegs.*

Ofenlachs mit Gemüse

Schnell, sättigend und voller Geschmack

🧠 ***ADHS-Impuls:*** *Ofengerichte geben dir Raum. Kein ständiges Rühren, kein Überkochen. Nur Vorbereiten, loslassen – und in Ruhe ankommen.*

🥣 Mittagessen | ⏱ 35 Min | 💡 ausgewogen

Zutaten für 2 Personen

- ✅ 2 Lachsfilets (je ca. 150 g)
- ✅ 2 große Kartoffeln (festkochend)
- ✅ 1 Zucchini
- ✅ 1 rote Paprika
- ✅ 1 rote Zwiebel
- ✅ 1 TL Olivenöl
- ✅ Salz, Pfeffer, Rosmarin, Zitronensaft

Kräuterjoghurt

- ✅ 100 g Naturjoghurt
- ✅ 1 TL Zitronensaft, ½ TL Honig
- ✅ frische Petersilie oder Schnittlauch, Salz & Pfeffer

Zubereitung

1. Backofen auf 180 °C Umluft vorheizen. Kartoffeln würfeln, mit Öl, Salz und Rosmarin mischen. Auf ein Blech geben, 10 Minuten vorgaren.
2. Zucchini, Paprika und Zwiebel klein schneiden.
3. Lachs salzen, pfeffern und mit Zitronensaft beträufeln.
4. Kartoffeln auf dem Blech zur Seite schieben. Gemüse und Lachs dazugeben, alles 15 Minuten backen.

5. Für den Dip: Joghurt mit Zitronensaft, Honig und gehackten Kräutern verrühren.
6. Alles auf einem Teller anrichten, mit dem Kräuterjoghurt servieren.

Wirkstoffwissen: *Omega-3 aus Lachs, Vitamine aus Gemüse – und Joghurt für deine innere Balance.*

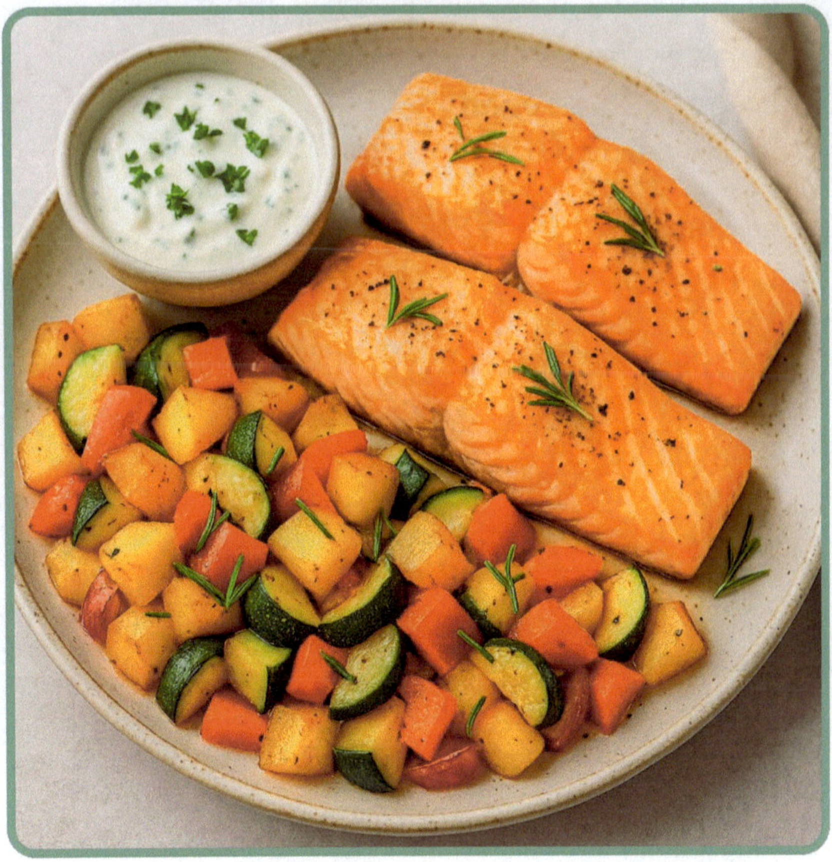

Alltagstipp: *Bereite gleich 2 Bleche vor – das nächste Mittagessen ist damit schon gesichert.*

Hackbällchen mit Ofengemüse

Schnell gemacht, sättigend und voller Aroma

🧠 ***ADHS-Impuls:*** *Ofengerichte reduzieren Entscheidungslast. Einmal vorbereitet, kannst du durchatmen – der Ofen übernimmt den Rest.*

🥣 Mittagessen | ⏱ 40 Min | 💡 aromatisch

Zutaten für 2 Personen

- ✅ 200 g Rinderhackfleisch
- ✅ 1 kleine Zwiebel
- ✅ 1 TL Senf
- ✅ 1 Ei
- ✅ 1 EL Haferflocken
- ✅ Salz, Pfeffer, Paprikapulver
- ✅ 2 Möhren
- ✅ 1 Zucchini
- ✅ 1 Paprika
- ✅ 4 kleine Kartoffeln
- ✅ 1 TL Olivenöl, Rosmarin, Thymian

Zubereitung

1. Backofen auf 180 °C Umluft vorheizen. Kartoffeln und Gemüse klein schneiden, mit Öl und Kräutern mischen und auf ein Backblech geben.
2. Zwiebel fein hacken. Mit Hackfleisch, Ei, Senf, Haferflocken, Salz, Pfeffer und Paprika verkneten. Kleine Bällchen formen.
3. Hackbällchen zum Gemüse aufs Blech geben. Alles etwa

25 Minuten backen, bis Gemüse weich und die Bällchen durchgegart sind.

4. Nach Belieben mit etwas Joghurt-Dip oder Senf servieren.

Wirkstoffwissen: *Rinderhack liefert Eisen und B-Vitamine für Energie und Fokus. Ofengemüse versorgt dich mit Ballaststoffen und Antioxidantien.*

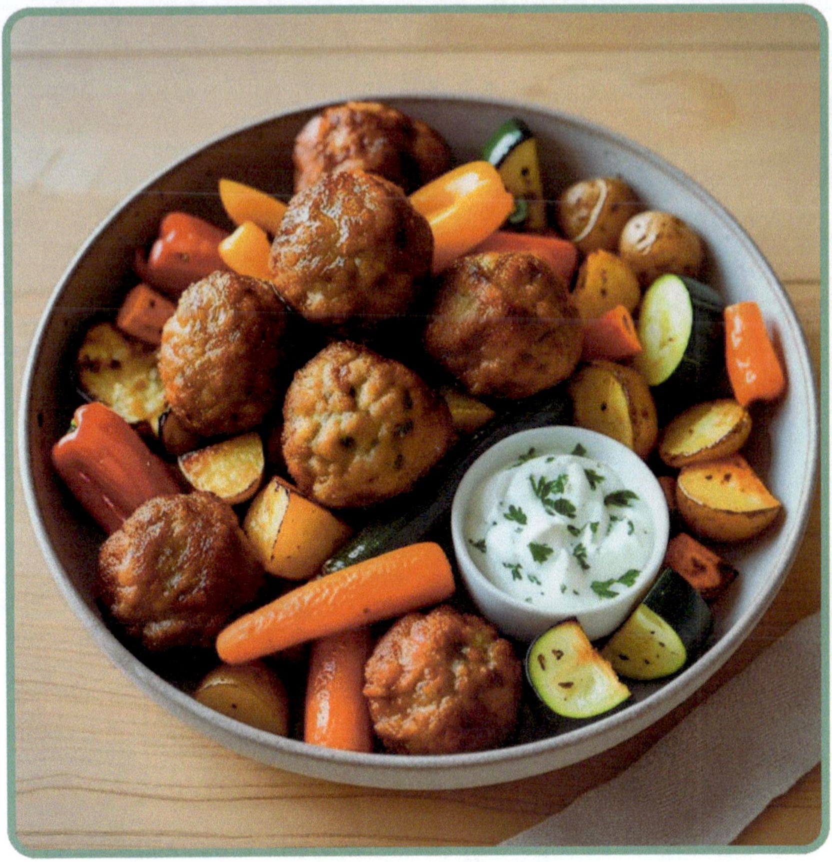

Alltagstipp: *Bereite gleich die doppelte Menge zu – die Bällchen schmecken auch kalt oder am nächsten Tag im Wrap.*

Hähnchen-Reis-Bowl mit Erdnussnote

Herzhaft, ausgewogen und mit feinem Crunch

🧠 ***ADHS-Impuls:*** *Diese Bowl gibt dir klare Struktur auf dem Teller – und im Kopf. Der sanfte, cremige Geschmack beruhigt.*

🥣 Mittagessen | ⏱ 30 Min | 💡 ausgewogen

Zutaten für 2 Personen

- ✅ 120 g Langkornreis
- ✅ 2 Hähnchenbrustfilets
- ✅ 1 rote Paprika
- ✅ 1 kleine Zucchini
- ✅ 1 Frühlingszwiebel
- ✅ 1 EL Erdnussbutter (cremig)
- ✅ 1 EL Sojasauce
- ✅ 1 TL Limettensaft
- ✅ 1 TL Sesam
- ✅ 1 TL Olivenöl
- ✅ Salz, Pfeffer, Chiliflocken (optional)

Zubereitung

1. Reis nach Packungsanleitung kochen.
2. Hähnchen in Streifen schneiden, mit Salz und Pfeffer würzen.
3. Paprika und Zucchini klein schneiden, Frühlingszwiebel in Ringe schneiden.
4. Öl in einer Pfanne erhitzen, Hähnchen anbraten (ca. 5–6 Min), dann Gemüse zugeben und 4 Minuten mitbraten.
5. Erdnussbutter mit Sojasauce und Limettensaft

verrühren, unterrühren, ggf. mit etwas Wasser verdünnen.

6. Mit dem Reis in einer Bowl anrichten, mit Frühlingszwiebeln und Sesam bestreuen.

Wirkstoffwissen: *Erdnussbutter liefert gesunde Fette, Paprika bringt Vitamin C, Reis gibt dir langanhaltende Energie.*

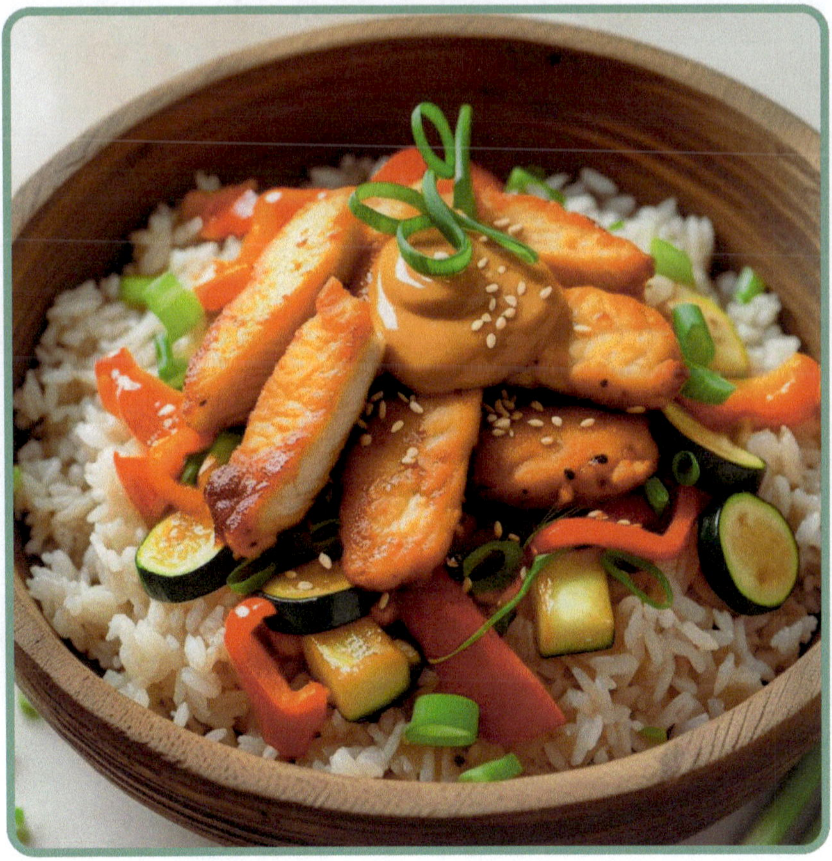

Alltagstipp: *Wenn du das Gemüse schon morgens schneidest, brauchst du mittags nur noch alles zusammenwerfen. Ideal für chaotische Tage!*

Ofenkartoffeln mit Lachs und Kräuterquark

Proteinreich, beruhigend und herrlich unkompliziert

ADHS-Impuls: *Ofengerichte schenken dir Zeit – kein Hin- und Herdenken, kein Timing-Stress. Du startest den Ofen und darfst währenddessen einfach durchatmen.*

Mittagessen | 35 Min | beruhigend

Zutaten für 2 Personen

- 2 große festkochende Kartoffeln
- 2 Stück Räucherlachs (à ca. 80–100 g)
- 100 g Quark (20 % Fett)
- 2 EL Joghurt
- 1 EL Zitronensaft
- 1 kleine rote Zwiebel
- frische Kräuter (z. B. Dill, Schnittlauch, Petersilie)
- Salz, Pfeffer

Zubereitung

1. Backofen auf 200 °C Umluft vorheizen. Kartoffeln gründlich waschen, mit einer Gabel mehrmals einstechen
2. Auf einem Backblech ca. 25–30 Minuten garen.
3. In der Zwischenzeit Quark mit Joghurt, Zitronensaft, gehackten Kräutern, Salz und Pfeffer verrühren.
4. Zwiebel fein hacken, untermengen.
5. Gegarte Kartoffeln aufschneiden, leicht salzen.

6. Mit Kräuterquark und Lachs belegen. Nach Belieben mit frischen Kräutern garnieren.

🌿 ***Wirkstoffwissen:*** *Kartoffeln liefern komplexe Kohlenhydrate – gut für Fokus und Energie. Lachs versorgt dich mit Omega-3 – nährend fürs Gehirn.*

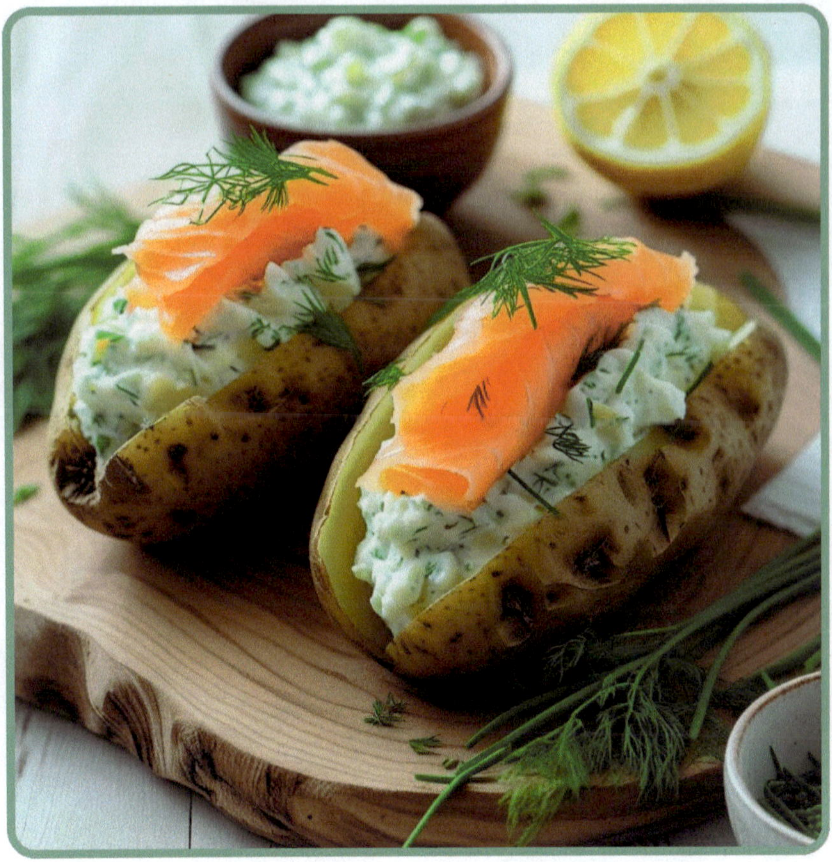

🧭 ***Alltagstipp:*** *Wenn der Tag überfordert: Kartoffeln vorkochen, Quark vorbereiten – und abends einfach nur anrichten. Funktioniert auch kalt.*

Pasta mit Ricotta-Tomatensauce

Leicht, sättigend und cremig – dein Soulfood für jeden Tag

🧠 ***ADHS-Impuls:*** *Diese Pasta gibt Struktur: einfache Zubereitung, klare Reihenfolge – ohne viel Nachdenken.*

🥣 Mittagessen | ⏱ 25 Min | 💡 wohltuend

Zutaten für 2 Personen

- ✅ 150 g Vollkornnudeln
- ✅ 1 kleine Zucchini
- ✅ 1 Knoblauchzehe
- ✅ 1 EL Olivenöl
- ✅ 200 g passierte Tomaten
- ✅ 2 EL Ricotta
- ✅ 1 TL Tomatenmark
- ✅ 1 TL italienische Kräuter
- ✅ Salz, Pfeffer

Zubereitung

1. Nudeln nach Packungsanleitung kochen.
2. Zucchini in feine Würfel schneiden, Knoblauch hacken.
3. Öl in einer Pfanne erhitzen, Zucchini und Knoblauch darin ca. 4 Minuten anbraten.
4. Passierte Tomaten, Tomatenmark, Kräuter, Salz & Pfeffer zugeben, 5 Minuten köcheln.
5. Ricotta unterrühren, Sauce cremig abschmecken.
6. Nudeln abgießen, mit der Sauce vermengen – servieren.

🌿 ***Wirkstoffwissen:*** *Vollkornnudeln sättigen stabil. Ricotta liefert Eiweiß. Tomaten enthalten Lycopin – gut für Zellschutz und Energie.*

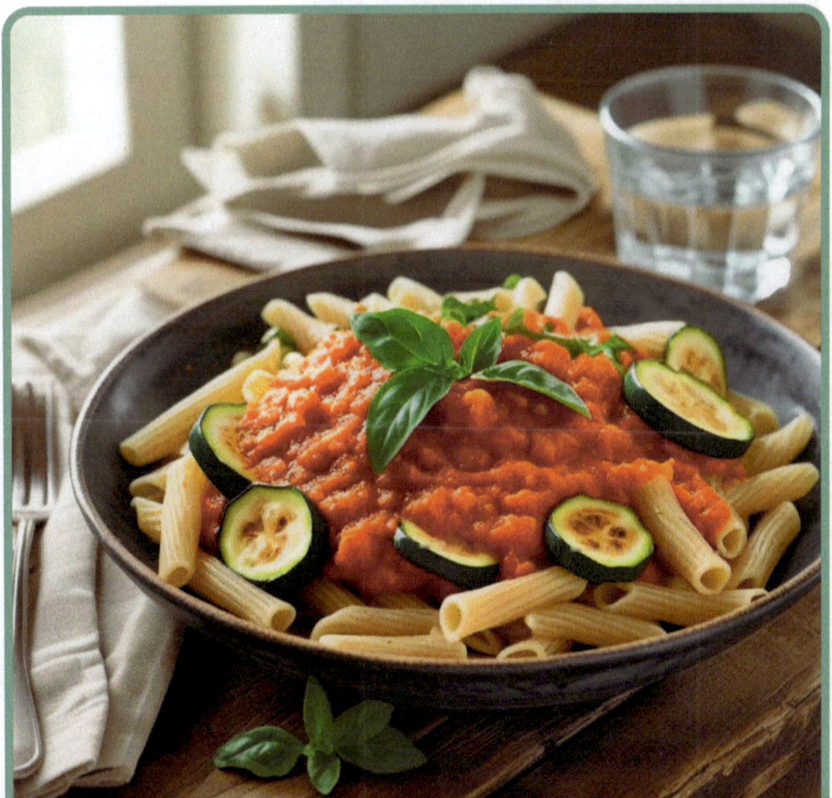

🧭 ***Alltagstipp:*** *Wenn du oft vergisst zu essen: Koche gleich die doppelte Menge. Dann hast du morgen eine Sorge weniger.*

Rindergeschnetzeltes mit Paprika und Reis

Wärmend, deftig und einfach – ein Klassiker mit Wohlfühlfaktor

🧠 ***ADHS-Impuls:*** *Dieses Gericht ist in klaren Schritten aufgebaut – erst der Reis, dann das Fleisch, dann das Gemüse. Kein Chaos, sondern ein Plan, der dich durchträgt.*

🥣 Mittagessen | ⏱ 40 Min | 💡 kräftig

Zutaten für 2 Personen

- ✅ 200 g Rindergeschnetzeltes
- ✅ 120 g Vollkornreis
- ✅ 1 rote Paprika
- ✅ 1 kleine Zwiebel
- ✅ 100 ml Gemüsebrühe
- ✅ 1 EL Olivenöl
- ✅ 1 TL Tomatenmark
- ✅ Salz, Pfeffer, Paprikapulver (edelsüß)

Zubereitung

1. Reis nach Packungsanleitung kochen.
2. Zwiebel und Paprika in Streifen schneiden.
3. Öl in einer Pfanne erhitzen, Rindfleisch scharf anbraten.
4. Zwiebel und Paprika dazugeben, 3–4 Min. mitbraten.
5. Tomatenmark einrühren, mit Brühe ablöschen
6. 5–7 Min. köcheln lassen.
7. Mit Salz, Pfeffer und Paprikapulver abschmecken.
8. Mit dem Reis servieren.

__Wirkstoffwissen:__ Rindfleisch liefert Eisen und B-Vitamine für Konzentration. Paprika bringt Vitamin C und frische Süße. Vollkornreis hält deinen Blutzucker stabil.

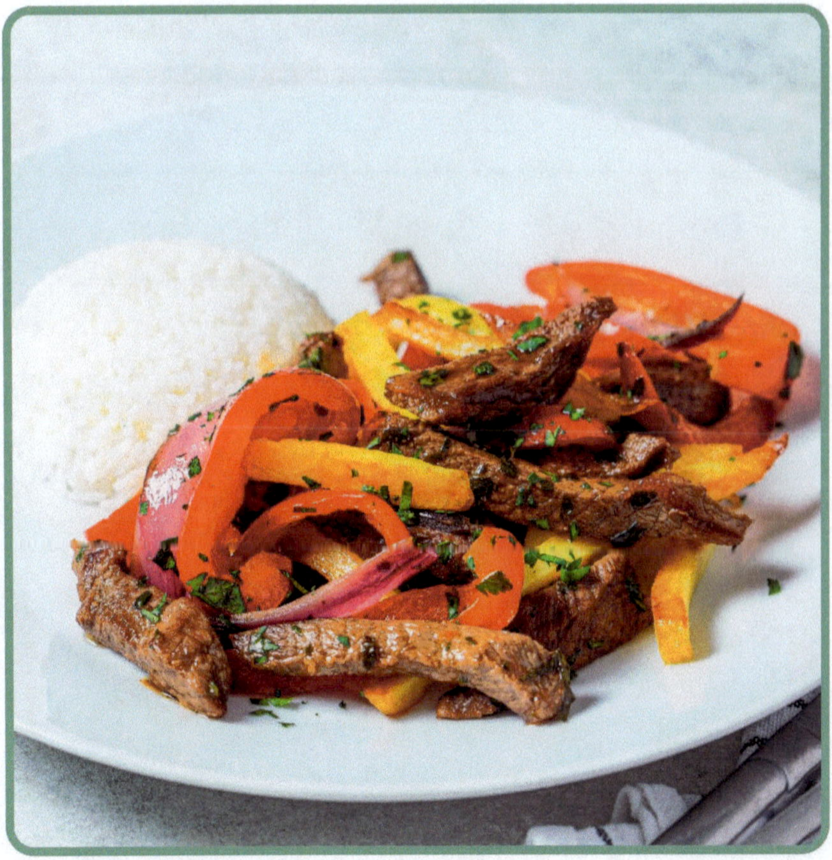

__Alltagstipp:__ Rindergeschnetzeltes lässt sich super vorbereiten – für Tage, an denen du keine Energie hast, aber etwas Warmes brauchst.

Gnocchi mit Gemüse-Frischkäsesauce

Sanft-cremiger Genuss, der satt und zufrieden macht

🧠 ***ADHS-Impuls:*** *Cremige Gnocchi-Gerichte geben Halt – ohne viele Schritte oder wildes Timing. Es ist einfach und zuverlässig. Du siehst, was du tust – das beruhigt dein System.*

🥘 Mittagessen | ⏱ 25 Min | 💡 cremig

Zutaten für 2 Personen

- ✅ 300 g Kartoffel-Gnocchi (Kühlregal)
- ✅ 1 kleine Zucchini
- ✅ 1 kleine rote Paprika
- ✅ 1 Frühlingszwiebel
- ✅ 1 EL Olivenöl
- ✅ 100 g Frischkäse (natur, Doppelrahmstufe)
- ✅ 50 ml Milch
- ✅ 1 TL italienische Kräuter
- ✅ Salz, Pfeffer

Zubereitung

1. Gnocchi nach Packungsangabe in leicht gesalzenem Wasser garen oder in der Pfanne anbraten.
2. Zucchini und Paprika klein würfeln, Frühlingszwiebel in feine Ringe schneiden.
3. Öl in einer großen Pfanne erhitzen, Gemüse darin 5–6 Minuten anbraten.
4. Frischkäse mit Milch glattrühren, zum Gemüse geben, kurz aufkochen.

5. Mit Kräutern, Salz und Pfeffer abschmecken.
6. Gnocchi unterheben, kurz durchziehen lassen und heiß servieren.

🌿 ***Wirkstoffwissen:*** *Kartoffel-Gnocchi liefern komplexe Kohlenhydrate für stabile Energie. Der Frischkäse sorgt für Sättigung und Proteine – ohne zu beschweren.*

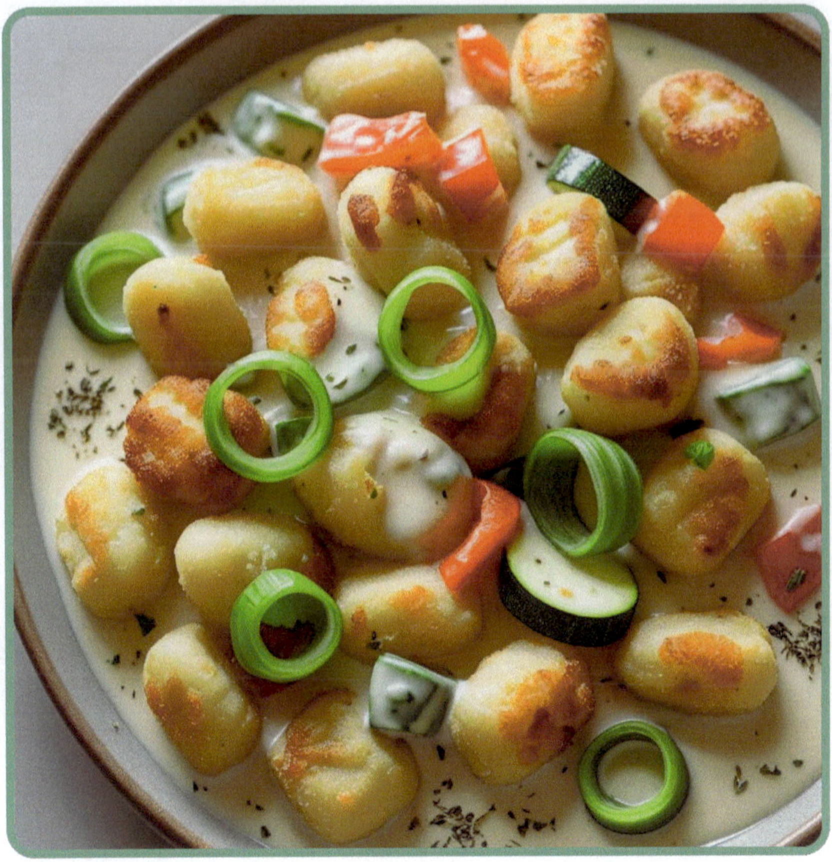

Alltagstipp: *Gnocchi sind ideal, wenn du wenig Energie zum Kochen hast. Sie machen satt, ohne Aufwand – und du kannst das Gemüse nach Vorrat variieren.*

Pasta mit Thunfisch, Zucchini und frischer Zitrone

Frisch, herzhaft und proteinreich – mit einer Extraportion Energie

🧠 ***ADHS-Impuls:*** *Das Rezept bringt Struktur und Frische – du hast nur eine Pfanne, wenig Schritte und ein klares, wohltuendes Ergebnis.*

🥣 Mittagessen | ⏱ 25 Min | 💡 frisch

Zutaten für 2 Personen

- ✅ 150 g Vollkornnudeln
- ✅ 1 kleine Zucchini
- ✅ 1 Dose Thunfisch in eigenem Saft (abgetropft)
- ✅ 1 kleine rote Zwiebel
- ✅ 1 Knoblauchzehe
- ✅ 1 EL Olivenöl
- ✅ Saft & Abrieb einer halben Bio-Zitrone
- ✅ Salz, Pfeffer, frische Petersilie

Zubereitung

1. Nudeln nach Packungsanleitung kochen.
2. Zucchini in halbe Scheiben schneiden, Zwiebel in feine Streifen, Knoblauch hacken.
3. Öl in einer Pfanne erhitzen, Zwiebel und Knoblauch 2 Minuten anbraten.
4. Zucchini dazugeben und 5 Minuten mitbraten, dann Thunfisch unterheben.
5. Zitronensaft und -abrieb dazugeben

6. Mit Salz und Pfeffer würzen.
7. Nudeln abgießen, mit der Mischung vermengen und mit frischer Petersilie servieren.

🌿 ***Wirkstoffwissen:*** *Thunfisch liefert Omega-3-Fettsäuren – gut für Gehirn und Nerven. Zitrone und Petersilie sorgen für Frische und Vitamin C.*

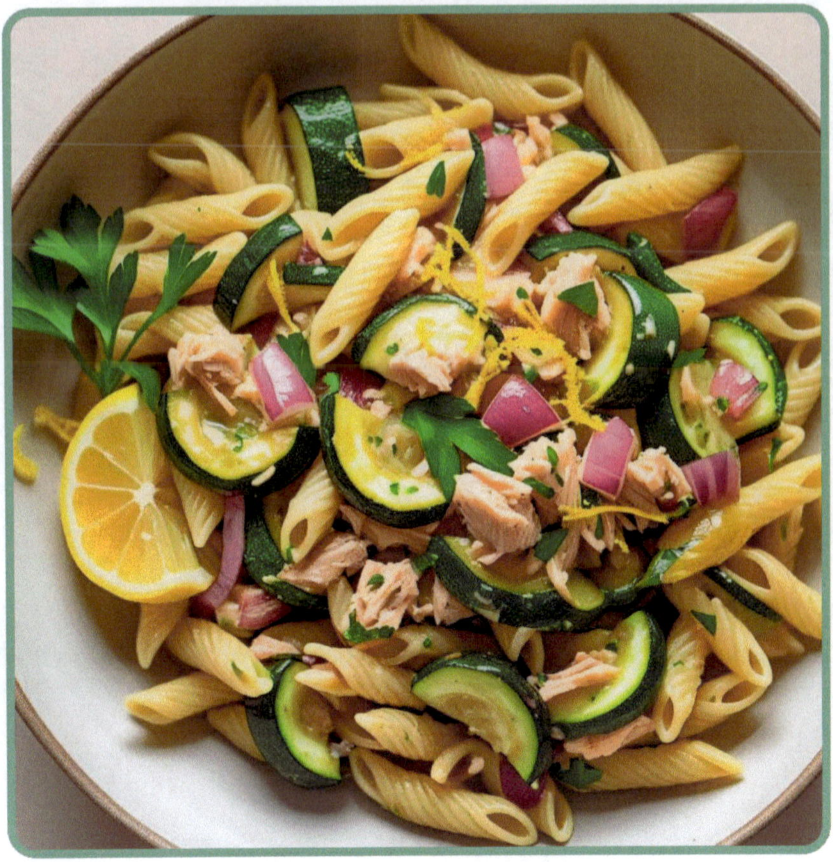

🧭 ***Alltagstipp:*** *Funktioniert auch kalt als Meal Prep. Einfach abkühlen lassen, in eine Box füllen und unterwegs genießen.*

Garnelenpfanne mit Mango

Fruchtig, würzig – bringt Farbe auf den Teller

🧠 ***ADHS-Impuls:*** *Wenn es in dir tobt: Farbe auf dem Teller, Klarheit im Geschmack. Ein kleiner Ausflug in die Leichtigkeit.*

🥣 Mittagessen | ⏱ 25 Min | 💡 exotisch

Zutaten für 2 Personen

- ✅ 120 g Reis (z. B. Basmatireis)
- ✅ 200 g Garnelen (geschält, entdarmt)
- ✅ 1 reife Mango
- ✅ 1 rote Paprika
- ✅ 1 kleine rote Zwiebel
- ✅ 1 Knoblauchzehe
- ✅ 1 Bio-Limette (Saft & Abrieb)
- ✅ 1 EL Olivenöl
- ✅ 1 TL Honig oder Ahornsirup
- ✅ Salz, Pfeffer
- ✅ Frische Korianderblätter oder Petersilie zum Servieren

Zubereitung

1. Reis nach Packungsanleitung kochen, mit Limettensaft und Abrieb vermengen.
2. Mango würfeln, Paprika in Streifen schneiden, Zwiebel in Ringe schneiden, Knoblauch hacken.
3. Öl in einer Pfanne erhitzen, Zwiebel und Knoblauch 1–2 Minuten anbraten.
4. Paprika zugeben und ca. 4 Minuten mitbraten.
5. Mango und Garnelen hinzufügen, kurz scharf anbraten.

6. Mit Honig, Salz & Pfeffer abschmecken, mit Kräutern bestreuen und mit Limettenreis servieren.

🌿 ***Wirkstoffwissen:*** *Garnelen liefern Eiweiß, Mango Beta-Carotin & Vitamin C. Limette und Paprika erfrischen – sanft fürs Nervensystem.*

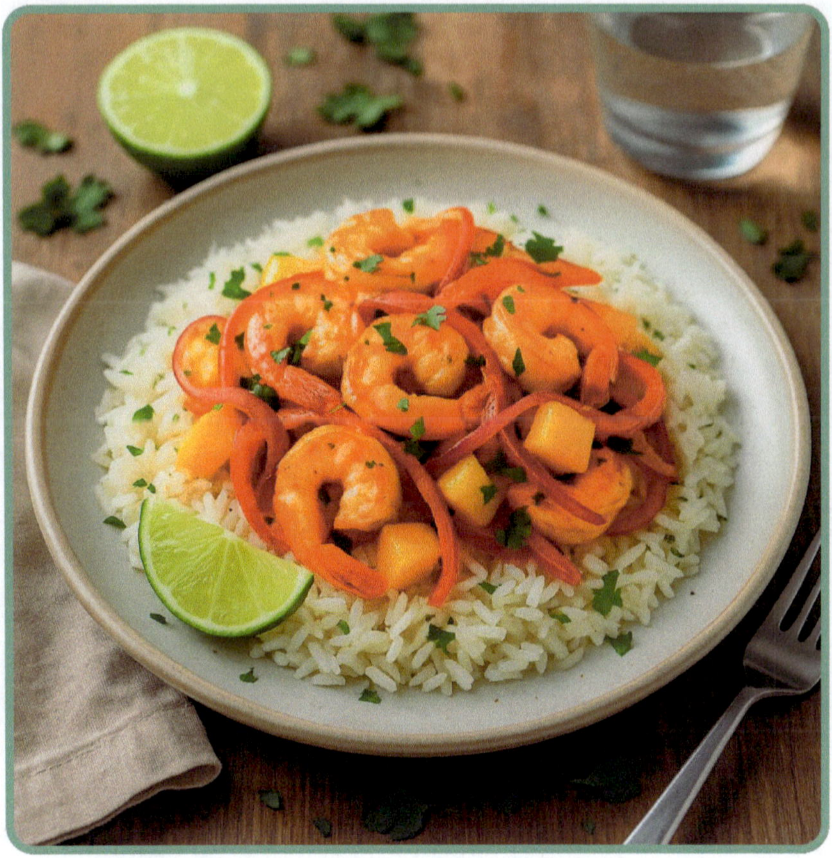

🧭 ***Alltagstipp:*** *Mango & Paprika morgens schneiden. TK-Garnelen auftauen – abends ist alles ruckzuck fertig.*

Lachsfilet mit Kräuter-Zitronen-Kruste

Frisch, aromatisch, einfach – für gesunden Genuss ohne Stress

🧠 ***ADHS-Impuls:*** *Wenn es in dir tobt: Farbe auf dem Teller, Klarheit im Geschmack. Ein kleiner Ausflug in die Leichtigkeit.*

🥣 Mittagessen | ⏱ 30 Min | 💡 aromatisch

Zutaten für 2 Personen

- ✅ 2 Lachsfilets (à ca. 150 g)
- ✅ 120 g Basmatireis
- ✅ 1 Zitrone (Abrieb & Saft)
- ✅ 2 EL Olivenöl
- ✅ 1 Knoblauchzehe
- ✅ 3 EL Semmelbrösel
- ✅ 2 EL gehackte Petersilie
- ✅ 1 EL gehackter Dill
- ✅ 1 TL Senf
- ✅ Salz, Pfeffer
- ✅ 1 Handvoll gemischter Blattsalat

Zubereitung

1. Reis nach Packungsanleitung garen, mit Zitronensaft, Zitronenabrieb und 1 EL Olivenöl vermengen.
2. Backofen auf 180 °C Ober-/Unterhitze vorheizen.
3. Knoblauch fein hacken, mit Semmelbröseln, Petersilie, Dill, Senf, 1 EL Olivenöl, Salz & Pfeffer zu einer Paste verrühren.
4. Lachsfilets auf ein mit Backpapier belegtes Blech legen,

Kräuterpaste darauf verteilen, leicht andrücken.
5. Lachs 12–15 Minuten backen, bis er gar ist und die Kruste goldbraun leuchtet.
6. Mit Zitronenreis und frischem Salat anrichten.

🌿 ***Wirkstoffwissen:*** *Lachs liefert Omega-3 für Gehirn & Nerven, Gemüse liefert Ballaststoffe und Vitamine.*

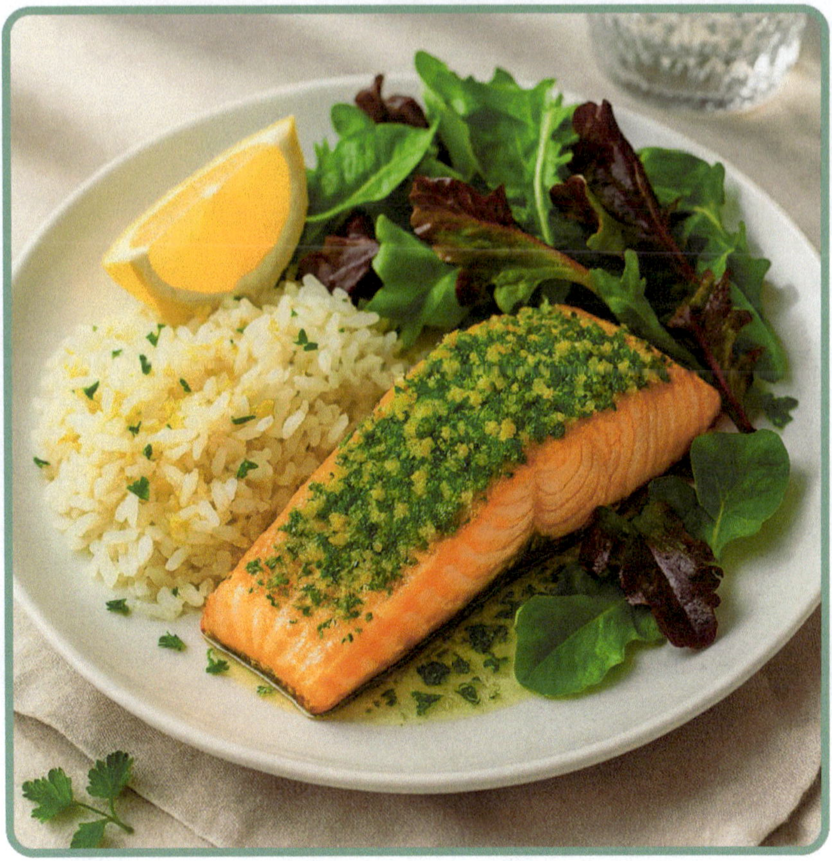

Alltagstipp: *Gemüse morgens schneiden und im Kühlschrank lagern – so steht das Mittagessen in unter 20 Minuten auf dem Tisch.*

Hähnchen-Gemüse-Stir-Fry mit Jasminreis

Frisch, knackig und voller Aroma

🧠 ***ADHS-Impuls:** Viel Farbe auf dem Teller bringt oft auch mehr Klarheit im Kopf – und Lust, dranzubleiben.*

🥗 Mittagessen | ⏱ 30 Min | 💡 knackig

Zutaten für 2 Personen

- ✅ 150 g Jasminreis
- ✅ 250 g Hähnchenbrust
- ✅ 1 rote Paprika
- ✅ 150 g Brokkoli (in kleine Röschen geteilt)
- ✅ 1 Karotte
- ✅ 1 kleine Zwiebel
- ✅ 1 Knoblauchzehe
- ✅ 2 EL Sojasauce
- ✅ 1 EL Sesamöl
- ✅ 1 TL Honig
- ✅ Salz, Pfeffer, Sesam

Zubereitung

1. Jasminreis nach Packungsanleitung kochen.
2. Hähnchen in Streifen schneiden, salzen, pfeffern.
3. Gemüse putzen, in feine Streifen schneiden.
4. Öl in Pfanne erhitzen, Hähnchen 4 Minuten anbraten.
5. Gemüse, Knoblauch zugeben, 3–4 Minuten mitbraten.
6. Sojasauce und Honig einrühren, kurz glasieren. Mit Reis und Sesam servieren.

Wirkstoffwissen: *Hähnchen liefert hochwertiges Eiweiß, Gemüse bringt Ballaststoffe, Vitamine und sekundäre Pflanzenstoffe.*

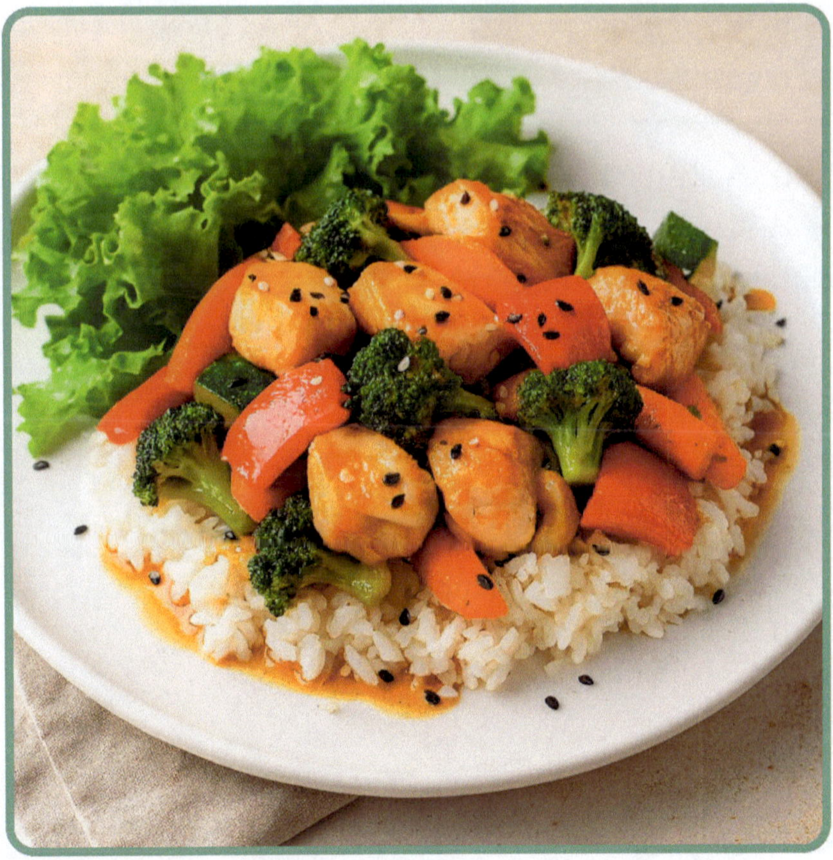

Alltagstipp: *Koche gleich eine größere Portion Reis und bewahre den Rest im Kühlschrank auf – so hast du am nächsten Tag eine schnelle Basis für ein weiteres Gericht.*

Putenfilet mit Cranberry-Balsamico-Gemüse

Herzhaft-fruchtig – für Energie und gute Laune

🧠 ***ADHS-Impuls:*** *Süß-herzhaft bringt Abwechslung und macht das Essen bewusster – das reduziert oft Heißhunger.*

🍽 Mittagessen | ⏱ 35 Min | 💡 fruchtig

Zutaten für 2 Personen

- ✅ 250 g Putenbrustfilet
- ✅ 1 große Süßkartoffel (ca. 200–250 g)
- ✅ 1 kleine Rote Bete (gekocht)
- ✅ 1 kleine rote Paprika
- ✅ 1 kleine rote Zwiebel
- ✅ 1 Handvoll Rosenkohl
- ✅ 1 Handvoll frische Cranberries
- ✅ 1 EL Olivenöl
- ✅ 1 EL Balsamico-Creme
- ✅ 1 TL Honig
- ✅ Salz, Pfeffer, Rosmarin

Zubereitung

1. Süßkartoffel schälen, in unterschiedlich große Würfel schneiden. Paprika in Stücke, Zwiebel in Spalten schneiden. Rosenkohl halbieren, Rote Bete würfeln.
2. Gemüse (außer Rote Bete) mit Öl, Salz, Pfeffer, Rosmarin mischen, auf ein Blech geben, bei 200 °C Umluft 15 Minuten vorbacken.
3. Putenfilet würzen, in einer Pfanne 3–4 Minuten pro Seite

anbraten, beiseitelegen.

4. Cranberries mit Balsamico und Honig kurz erhitzen.
5. Alles zusammen auf dem Blech mischen, weitere 5–7 Minuten garziehen lassen.

Wirkstoffwissen: *Putenfleisch liefert mageres Eiweiß, Cranberries Antioxidantien. Süßkartoffel und Rote Bete stabilisieren den Blutzucker, Rosenkohl stärkt mit Vitamin C.*

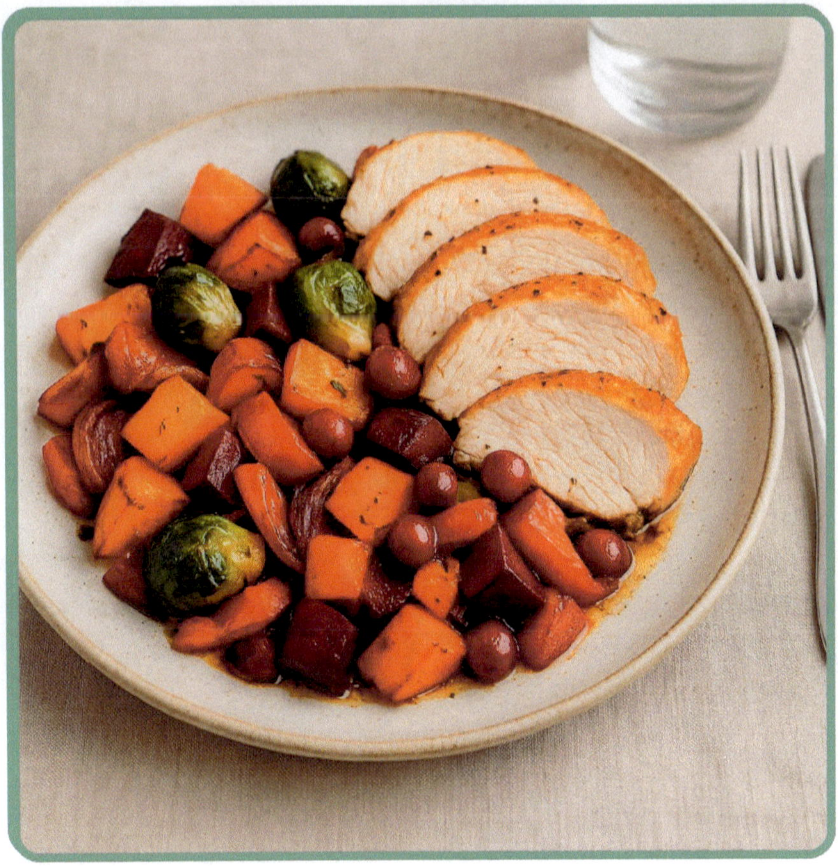

Alltagstipp: *Doppelte Menge Gemüse kochen – am nächsten Tag kalt im Wrap oder Salat genießen.*

Gebratener Halloumi mit Ofengemüse

Frisch, aromatisch und sättigend

🧠 ***ADHS-Impuls:*** *Warme Aromen und unterschiedliche Texturen lassen dich bewusster essen – und halten länger satt.*

🥣 Mittagessen | ⏱ 30 Min | 💡 aromatisch

Zutaten für 2 Personen

- ✅ 200 g Halloumi
- ✅ 1 kleine Aubergine
- ✅ 1 kleine Zucchini
- ✅ 1 rote Paprika
- ✅ 1 rote Zwiebel
- ✅ 8–10 Kirschtomaten
- ✅ 2 EL Olivenöl
- ✅ 1 TL getrockneter Oregano
- ✅ Salz, Pfeffer
- ✅ 150 g Naturjoghurt (3,5 % Fett)
- ✅ Abrieb & Saft einer halben Bio-Zitrone
- ✅ 1 EL gehackte Petersilie

Zubereitung

1. Aubergine, Zucchini und Paprika in grobe Stücke schneiden, Zwiebel in Spalten, Kirschtomaten halbieren.
2. Gemüse mit 1 EL Olivenöl, Oregano, Salz und Pfeffer mischen. Auf ein Backblech geben und bei 200 °C Umluft ca. 20 Minuten rösten.
3. In der Zwischenzeit Halloumi in Scheiben schneiden, in 1 EL Olivenöl in einer Pfanne 2–3 Minuten pro Seite goldbraun braten.

4. Joghurt mit Zitronensaft, Zitronenabrieb und Petersilie verrühren, mit Salz und Pfeffer abschmecken.
5. Ofengemüse mit Halloumi anrichten, Zitronen-Joghurt darüber geben oder separat servieren.

Wirkstoffwissen: *Halloumi liefert Eiweiß und Calcium, Gemüse Ballaststoffe, Zitrone Vitamin C für Nerven und Immunsystem.*

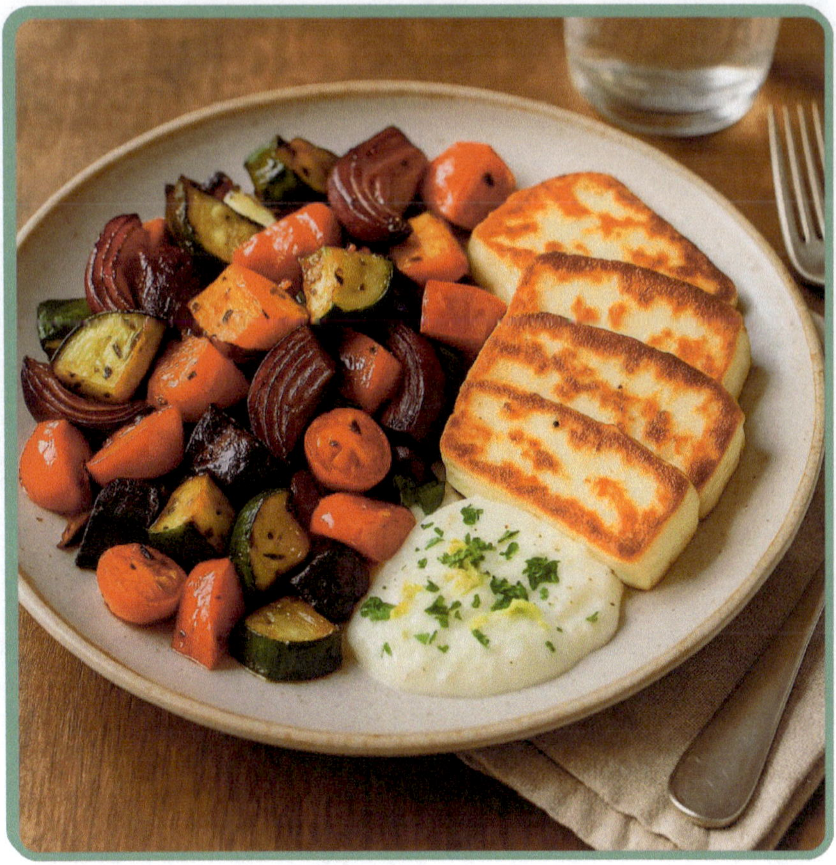

Alltagstipp: *Mehr Ofengemüse zubereiten – es schmeckt auch kalt im Wrap oder als Beilage.*

Asiatische Rindfleisch-Pfanne mit Brokkoli und Sesamreis

Bunt, knackig, herzhaft – mit zarter Asia-Note

🧠 ***ADHS-Impuls:*** *Knackiges Gemüse und der Mix aus süß, salzig und herzhaft bringen Abwechslung in den Geschmack.*

🥣 Mittagessen | ⏱ 25 Min | 💡 herzhaft

Zutaten für 2 Personen

- ✅ 150 g Jasminreis
- ✅ 250 g Rindfleischstreifen (z. B. Hüfte)
- ✅ 1 kleiner Brokkoli
- ✅ 1 Karotte
- ✅ 100 g Zuckerschoten
- ✅ 1 Knoblauchzehe
- ✅ 1 EL Sesamöl
- ✅ 2 EL Sojasauce
- ✅ 1 EL Honig
- ✅ 1 TL Reisessig (optional)
- ✅ 1 EL gerösteter Sesam
- ✅ Salz, Pfeffer

Zubereitung

1. Reis nach Packungsanleitung garen.
2. Brokkoli in kleine Röschen teilen, Karotte in feine Streifen, Zuckerschoten halbieren.
3. Knoblauch fein hacken, Öl in einer Pfanne oder Wok erhitzen.
4. Fleisch 2–3 Minuten scharf anbraten, herausnehmen.
5. Gemüse 4–5 Minuten im restlichen Öl anbraten,

Knoblauch zugeben.
6. Fleisch wieder zufügen, Sojasauce, Honig und ggf. Reisessig einrühren.
7. Mit Sesam bestreuen und mit dem Reis servieren.

Wirkstoffwissen: *Rindfleisch liefert Eisen und Eiweiß für Energie. Brokkoli bringt Vitamin C, Zuckerschoten Ballaststoffe.*

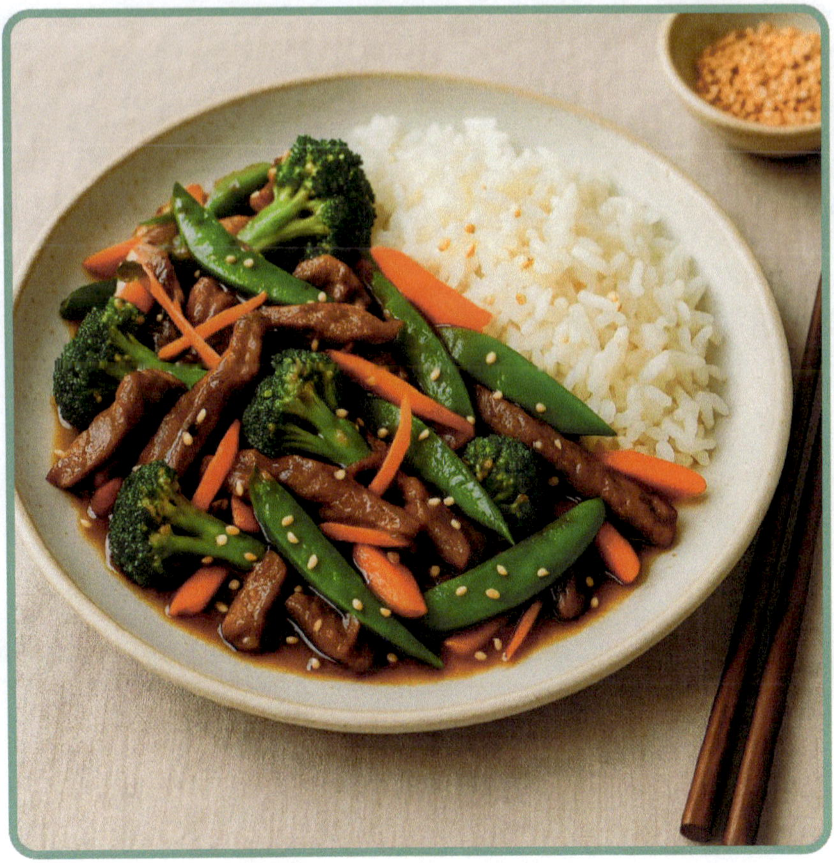

Alltagstipp: *Gemüse vorab schneiden – so ist das Gericht in unter 15 Minuten fertig.*

Achtes
KAPITEL

Abendessen für Ruhe & Regeneration

Leicht, sättigend und voller gesunder Energie, der perfekte Abschluss für deinen Tag

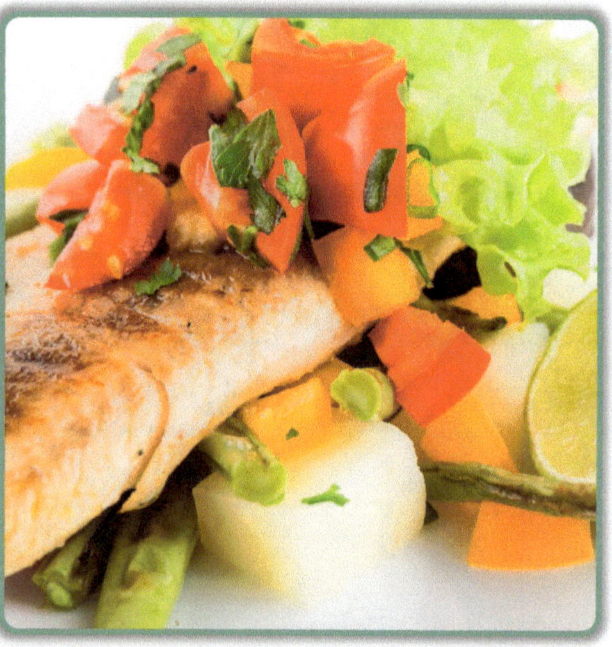

Abends braucht dein Körper etwas anderes als mittags: weniger Tempo, weniger Anspannung – aber trotzdem echte Nährstoffe.

Ein Abendessen, das dich satt macht, ohne zu beschweren, kann der Schlüssel zu erholsamem Schlaf und einem klaren Morgen sein.

In diesem Kapitel findest du Rezepte, die beides vereinen: leicht und bekömmlich, aber voller Geschmack.

Mal mediterran mit Gemüse, Oliven und Feta, mal wärmend wie ein Kürbisrisotto, mal eiweißreich mit Fisch oder Fleisch. Alles Gerichte, die dich nähren, dich runterholen und dir das Gefühl geben: Ich habe gut für mich gesorgt.

Gerade bei ADHS ist das Abendessen oft herausfordernd. Viele essen zu spät, zu schnell oder greifen zu Snacks, die den Schlaf stören.

Hier geht es darum, klare Mahlzeiten zu schaffen: abwechslungsreich, alltagstauglich, manchmal schnell gemacht, manchmal zum bewussten Genießen.

Ob du Lust auf etwas Frisches hast wie einen mediterranen Salat, auf Herzhaftes wie Lammhackbällchen mit Minzjoghurt oder auf etwas Warmes und Seelenvolles wie ein cremiges Risotto – diese Rezepte zeigen dir: Abendessen kann einfach, genussvoll und beruhigend zugleich sein.

Erlaube dir, den Tag mit einem guten Essen abzuschließen – als kleines Ritual, das dich stärkt und zur Ruhe bringt.

So wird das Abendessen nicht nur zur Mahlzeit, sondern zu einem Moment echter Selbstfürsorge. Ein kleiner Anker am Ende des Tages – beruhigend, stärkend, voller Genuss. Hier findest du Inspiration, die dich nährt – für Abende, die dir guttun.

Mediterraner Gemüsesalat mit Feta und Kichererbsen

Ideal als leichtes Abendessen oder Beilage

🧠 ***ADHS-Impuls:*** *Farbenfrohes Essen spricht deine Sinne an und hilft dir, beim Essen präsent zu bleiben.*

🍳 Abendessen | ⏱ 20 Min | 💡 leicht

Zutaten für 2 Personen

- ✅ 1 kleine Zucchini
- ✅ 1 rote Paprika
- ✅ 1 kleine rote Zwiebel
- ✅ 1 Handvoll Kirschtomaten
- ✅ 1 kleine Dose Kichererbsen (ca. 240 g Abtropfgewicht)
- ✅ 100 g Feta
- ✅ 2 EL Olivenöl
- ✅ 1 EL Zitronensaft
- ✅ 1 TL Honig
- ✅ 1 TL getrockneter Oregano
- ✅ Salz, Pfeffer, frische Petersilie

Zubereitung

1. Zucchini, Paprika und Zwiebel in mundgerechte Stücke schneiden, Kirschtomaten halbieren.
2. 1 EL Olivenöl in einer Pfanne erhitzen, Zucchini, Paprika und Zwiebel 4–5 Minuten anbraten, bis sie leicht Farbe annehmen. Kirschtomaten kurz mitbraten.
3. Kichererbsen abspülen, abtropfen lassen und zugeben. Mit Salz, Pfeffer und Oregano würzen, lauwarm

abkühlen lassen. Feta grob zerbröseln, über den Salat geben und mit gehackter Petersilie bestreuen.

4. Für das Dressing restliches Olivenöl, Zitronensaft und Honig verrühren. Über das Gemüse geben und gut mischen.

Wirkstoffwissen: *Feta liefert Eiweiß und Calcium. Kichererbsen und Gemüse bringen Ballaststoffe.*

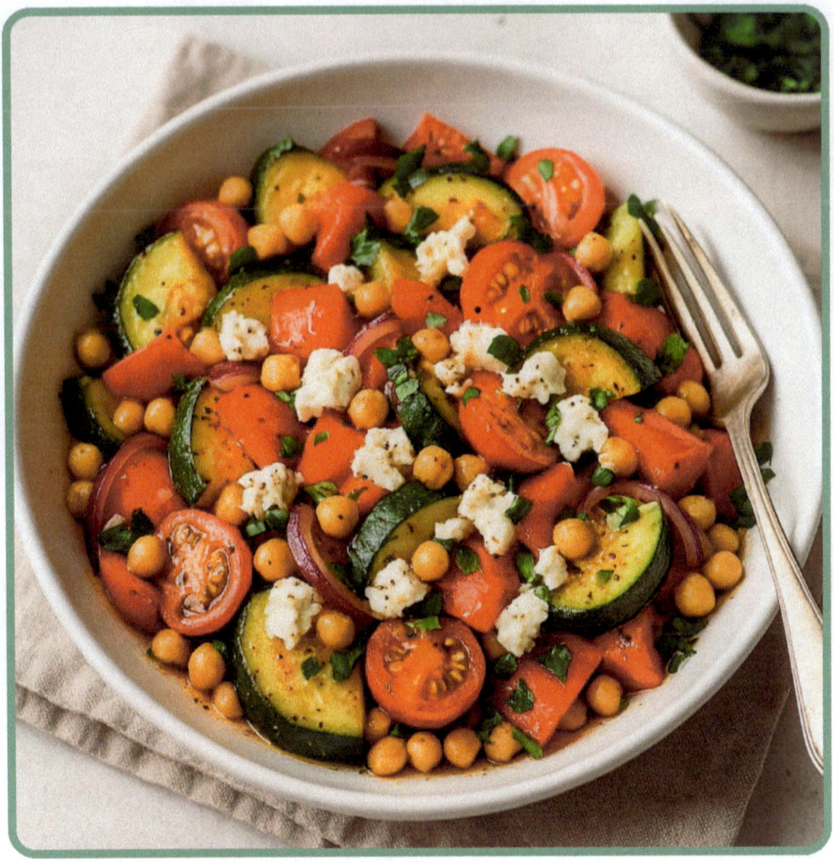

Alltagstipp: *Bereite gleich mehr zu – der Salat schmeckt am nächsten Tag auch perfekt als Lunch.*

Hähnchenbrust mit Ratatouille

Saftig mariniertes Gemüse – leicht und aromatisch

🧠 ***ADHS-Impuls:*** *Farbenfrohes Essen spricht deine Sinne an und hilft dir, beim Essen präsent zu bleiben.*

🍳 Abendessen | ⏱ 30 Min | 💡 aromatisch

Zutaten für 2 Personen

- ✅ 2 Hähnchenbrustfilets (ca. 300 g)
- ✅ 2 EL Olivenöl
- ✅ Saft einer halben Zitrone
- ✅ 1 TL Honig
- ✅ 1 TL getrockneter Thymian
- ✅ 1 TL getrockneter Rosmarin
- ✅ 1 kleine Zucchini
- ✅ 1 kleine Aubergine
- ✅ 1 rote Paprika
- ✅ 1 kleine gelbe Paprika
- ✅ 1 kleine rote Zwiebel
- ✅ 1 Knoblauchzehe
- ✅ Salz, Pfeffer, frische Petersilie

Zubereitung

1. Für die Marinade Olivenöl, Zitronensaft, Honig, Thymian, Rosmarin, Salz und Pfeffer verrühren. Hähnchen darin wenden und 15 Minuten marinieren.
2. Zucchini, Aubergine, Paprika, Zwiebel und Knoblauch vorbereiten.
3. Gemüse in 1 EL Olivenöl 8–10 Minuten anbraten, mit Salz und Pfeffer abschmecken.

4. Hähnchen in einer zweiten Pfanne bei mittlerer Hitze 6–7 Minuten pro Seite goldbraun braten.
5. Gemüse auf Tellern anrichten, Hähnchen in Scheiben schneiden, darauflegen und mit Petersilie bestreuen.

Wirkstoffwissen: *Hähnchen liefert hochwertiges Eiweiß. Das bunte Gemüse bringt Ballaststoffe, Vitamine und Antioxidantien.*

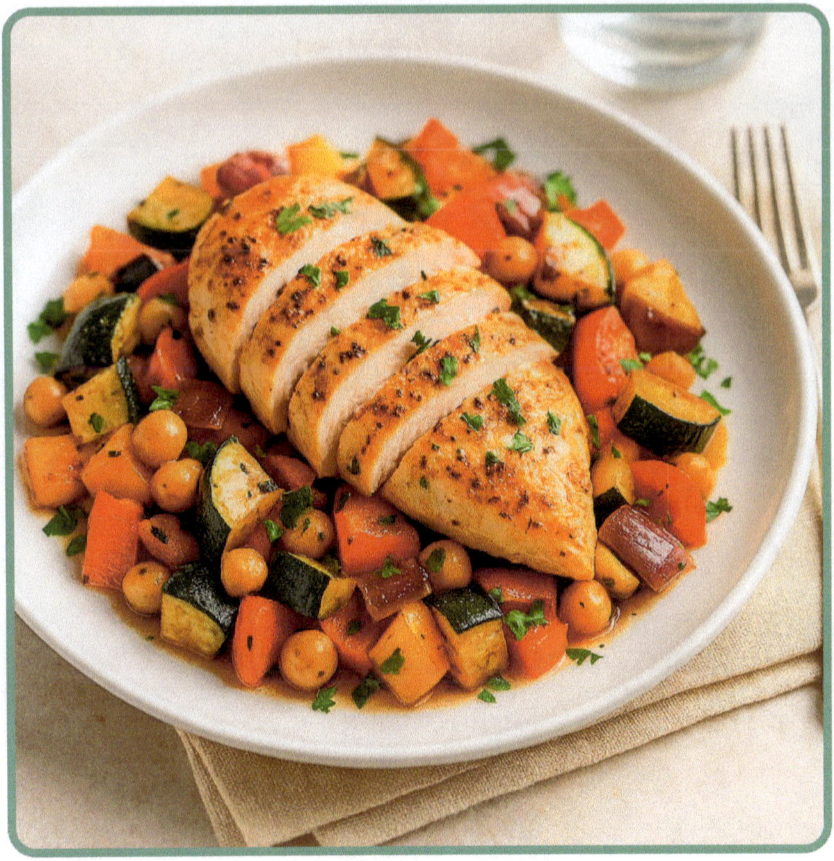

Alltagstipp: *Bereite gleich mehr Ratatouille zu – es schmeckt auch kalt als Brotbelag oder am nächsten Tag zu Pasta.*

Zucchini-Nudeln mit Avocado-Pesto und Kirschtomaten

Frisch, cremig und leicht – ein perfektes Low-Carb-Abendessen

🧠 ***ADHS-Impuls:*** *Cremige Texturen kombiniert mit frischen Aromen helfen dir, beim Essen aufmerksam zu bleiben.*

🍳 Abendessen | ⏱ 15 Min | 💡 frisch

Zutaten für 2 Personen

- ✅ 2 mittelgroße Zucchini
- ✅ 1 Avocado
- ✅ 1 Handvoll frisches Basilikum
- ✅ 1 Knoblauchzehe
- ✅ 2 EL Zitronensaft
- ✅ 2 EL Olivenöl
- ✅ Salz, Pfeffer
- ✅ 1 Handvoll Kirschtomaten
- ✅ 2 EL Pinienkerne

Zubereitung

1. Zucchini mit einem Spiralschneider zu Nudeln schneiden. Kirschtomaten halbieren.
2. Für das Pesto Avocado, Basilikum, Knoblauch, Zitronensaft und Olivenöl cremig pürieren. Mit Salz und Pfeffer abschmecken.
3. Pinienkerne in einer Pfanne ohne Fett goldbraun rösten.
4. Zucchininudeln in einer großen Schüssel mit dem Avocado-Pesto vermengen, Kirschtomaten zugeben.

5. Mit Pinienkernen bestreuen und sofort servieren.

*🌿 **Wirkstoffwissen:** Avocado liefert gesunde Fette für anhaltende Energie. Zucchini und Tomaten versorgen dich mit Ballaststoffen, Vitamin C und Antioxidantien.*

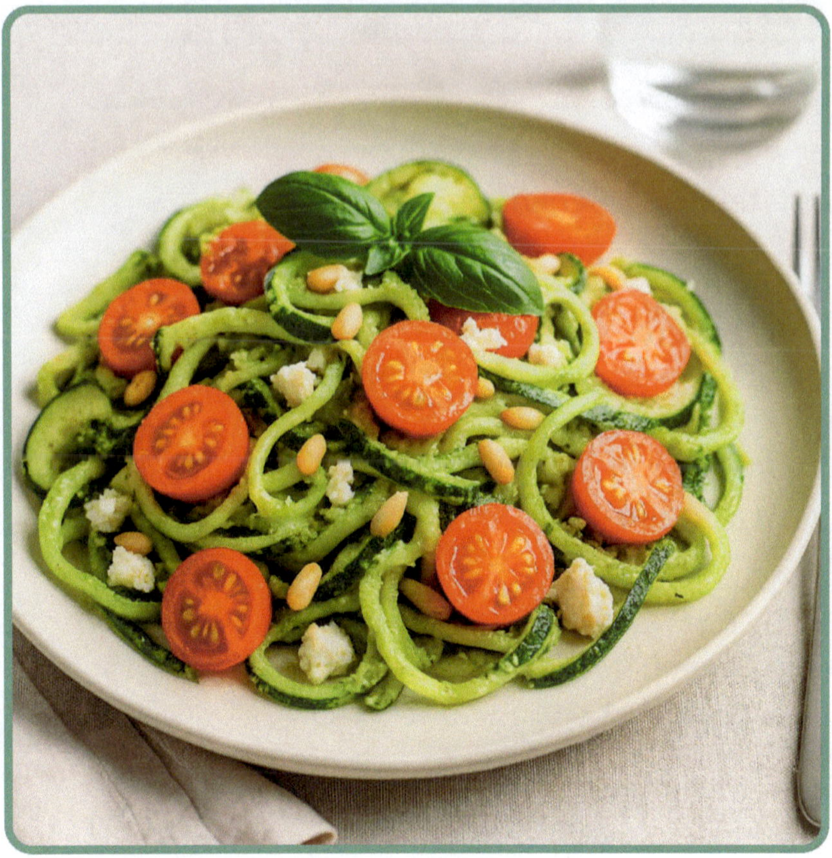

*🧭 **Alltagstipp:** Für mehr Biss kannst du die Zucchininudeln kurz in Olivenöl anbraten – so werden sie leicht warm und aromatisch.*

Lachs mit Ofen-Karotten

Eiweißreich, leicht und sättigend – ideal für abends

🧠 ***ADHS-Impuls:** Wenig Zutaten, wenig Aufwand – das schafft Ruhe im Kopf und Struktur auf dem Teller.*

🍳 Abendessen | ⏱ 30 Min | 💡 eiweißreich

Zutaten für 2 Personen

- ✅ 2 Lachsfilets (je ca. 150 g)
- ✅ 3 mittelgroße Karotten
- ✅ 1 kleine rote Zwiebel
- ✅ 1 EL Olivenöl
- ✅ 1 Bio-Zitrone
- ✅ Salz, Pfeffer, Thymian

Für den Kräuterquark:

- ✅ 150 g Magerquark
- ✅ 2 EL Mineralwasser
- ✅ 1 TL Senf, Salz, Pfeffer
- ✅ 1 EL frische Kräuter (z. B. Schnittlauch, Petersilie)

Zubereitung

1. Karotten schälen, längs halbieren oder vierteln, Zwiebel in Spalten schneiden. Mit Öl, Salz, Pfeffer und Thymian vermengen.
2. Auf ein Blech geben, bei 200 °C Umluft ca. 10 Minuten vorbacken.
3. Lachs salzen, pfeffern, mit etwas Zitronensaft beträufeln, auf das Gemüse legen. Weitere 12–15 Minuten garen.

4. Für den Kräuterquark Quark mit Wasser, Senf und Kräutern cremig rühren. Mit Salz und Pfeffer abschmecken. Lachs mit dem Ofengemüse und einem Klecks Quark servieren.

Wirkstoffwissen: *Lachs stärkt Nerven und Konzentration, Karotten fördern dein Gedächtnis, Quark gibt dir Protein.*

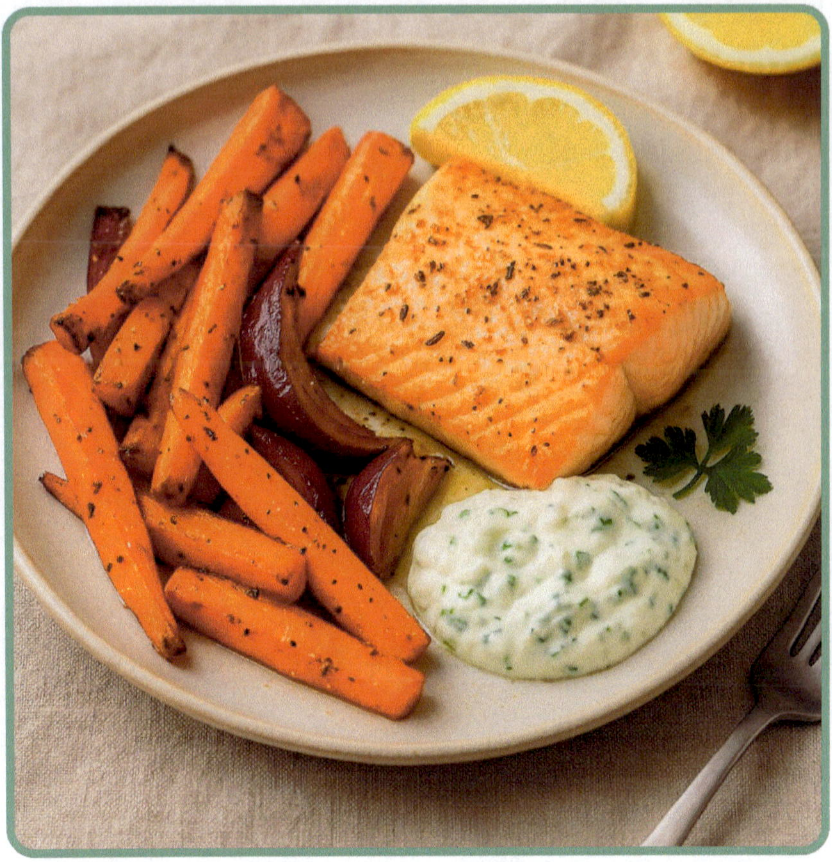

Alltagstipp: *Wenn du mehr machen willst: Karotten gleich auf Vorrat rösten – sie passen auch kalt zu Wraps oder Bowls.*

Gefüllte Auberginen mit Quinoa und Feta

Sättigend, aromatisch und voller Pflanzenkraft

🧠 ***ADHS-Impuls:*** *Eine warme, sättigende Mahlzeit hilft dir, abends runterzufahren – ohne dich zu belasten.*

🥘 Abendessen | ⏱ 45 Min | 💡 sättigend

Zutaten für 2 Personen

- ✅ 1 große Aubergine
- ✅ 100 g Quinoa
- ✅ 1 kleine Zwiebel
- ✅ 1 Knoblauchzehe
- ✅ 1 Handvoll Babyspinat
- ✅ 100 g Feta
- ✅ 1 EL Tomatenmark
- ✅ 1 TL getrockneter Oregano
- ✅ 2 EL Olivenöl
- ✅ Salz, Pfeffer, Frische Petersilie

Zubereitung

1. Aubergine längs halbieren, Fruchtfleisch einschneiden, mit Öl bepinseln und bei 200 °C Umluft 20 Minuten backen.
2. Quinoa nach Packungsanleitung garen. Zwiebel und Knoblauch fein hacken, in Öl anbraten. Tomatenmark, Oregano und Spinat kurz mitdünsten.
3. Gekochte Quinoa und gehacktes Auberginenfleisch untermischen, mit Salz und Pfeffer abschmecken.

4. Füllung in die vorgegarten Auberginen geben, mit Feta bestreuen und 10 Minuten überbacken. Mit Petersilie servieren.

Wirkstoffwissen: *Aubergine und Spinat liefern Antioxidantien. Quinoa punktet mit pflanzlichem Eiweiß und Magnesium. Feta bringt Kalzium.*

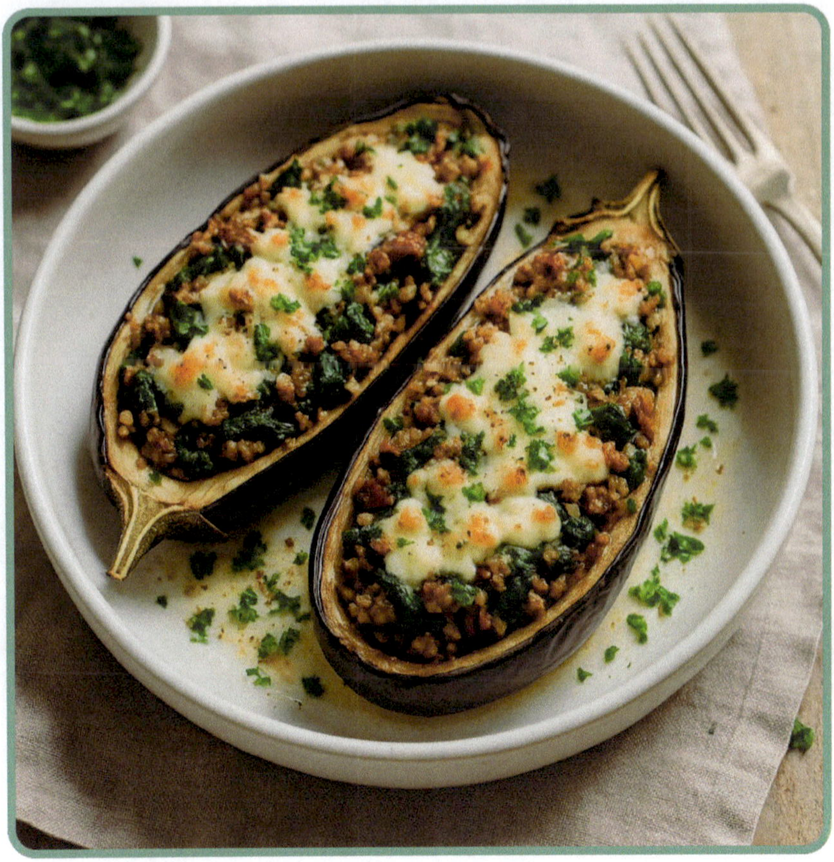

Alltagstipp: *Bereite gleich zwei Portionen mehr zu – die gefüllten Auberginen lassen sich super aufwärmen oder kalt als Lunch am nächsten Tag genießen.*

Rinderfiletstreifen mit Bohnensalat und Balsamico-Reduktion

Zart, aromatisch und sättigend – ein Gericht für bewusste Genussmomente

🧠 ***ADHS-Impuls:*** *Ein warm-kalter Teller wie dieser hilft dir, nicht nur den Bauch, sondern auch deine Sinne zu beruhigen.*

🍳 Abendessen | ⏱ 35 Min | 💡 kräftigend

Zutaten für 2 Personen

- ✅ 200 g Rinderfilet
- ✅ 200 g grüne Bohnen
- ✅ 100 g Kirschtomaten
- ✅ 1 kleine rote Zwiebel
- ✅ 1 EL Balsamico-Creme
- ✅ 1 TL Honig
- ✅ 1 EL Olivenöl
- ✅ 1 TL Senf
- ✅ Salz, Pfeffer, frische Petersilie

Zubereitung

1. Bohnen putzen, halbieren und in Salzwasser ca. 6–8 Minuten bissfest garen. Kalt abschrecken.
2. Kirschtomaten halbieren, Zwiebel fein schneiden. Alles in eine Schüssel geben.
3. Für das Dressing Öl, Honig, Senf, Salz und Pfeffer verrühren. Mit Balsamico-Creme verfeinern, unter den Salat heben.
4. Rinderfilet, in etwas Öl 2–3 Minuten scharf anbraten.

Salzen, pfeffern und in Scheiben schneiden.

5. Fleisch mit Salat anrichten und mit frischer Petersilie bestreuen.

Wirkstoffwissen: *Rindfleisch liefert wertvolles Eisen – besonders bei ADHS wichtig für Konzentration & Energie.*

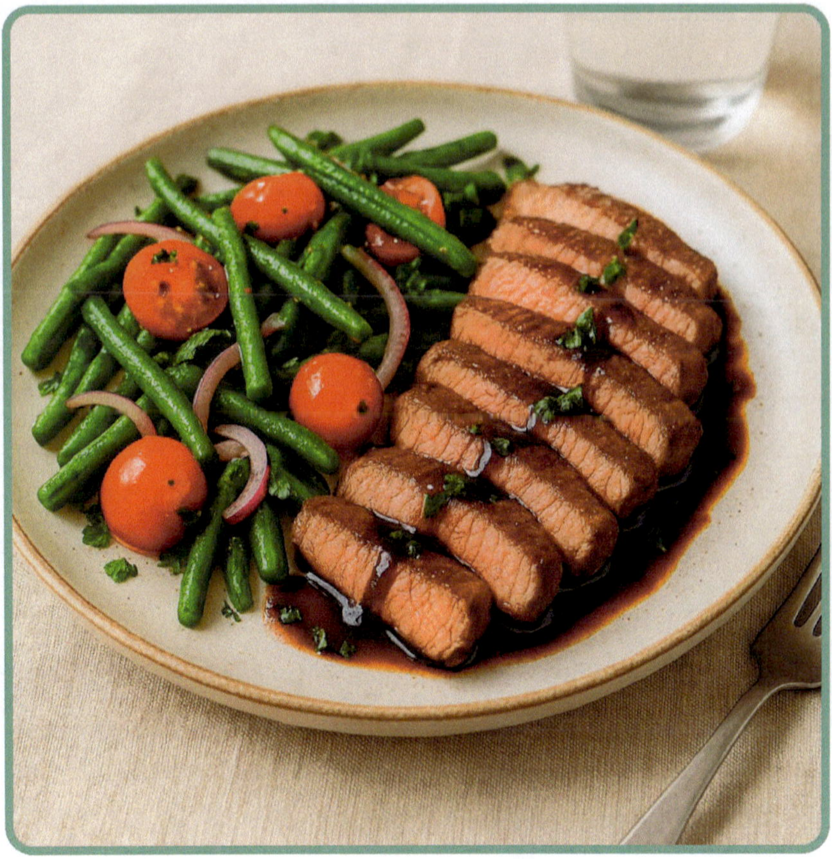

Alltagstipp: *Wenn's schnell gehen muss: Die Bohnen kannst du vorgekocht im Kühlschrank aufbewahren.*

Kürbisrisotto mit Salbei und Parmesan

Cremig, würzig, beruhigend – wie eine Umarmung auf dem Teller

🧠 ***ADHS-Impuls:*** *Rühren, riechen, abschmecken – dieses Gericht holt dich raus aus dem Gedankenstrudel und rein in den Moment.*

🍲 Abendessen | ⏱ 35 Min | 💡 wärmend

Zutaten für 2 Personen

- ✅ 150 g Risottoreis (z. B. Arborio)
- ✅ 300 g Hokkaido-Kürbis
- ✅ 1 kleine Zwiebel
- ✅ 2 EL Olivenöl
- ✅ 50 ml Weißwein (optional)
- ✅ 500 ml Gemüsebrühe (warm)
- ✅ 1 EL Butter
- ✅ 30 g frisch geriebener Parmesan
- ✅ 4–5 Salbeiblätter, Salz, Pfeffer, Muskat

Zubereitung

1. Kürbis mit Schale in kleine Würfel schneiden. Zwiebel fein hacken.
2. Öl in einem Topf erhitzen, Zwiebel und Kürbiswürfel 2–3 Minuten anbraten.
3. Reis zugeben und glasig rühren. Mit Wein ablöschen (optional), dann nach und nach Brühe unter Rühren zugeben.
4. Etwa 20 Minuten garen, bis der Reis cremig und der Kürbis weich ist.

5. Butter, Parmesan und gehackten Salbei unterrühren. Mit Salz, Pfeffer und Muskat abschmecken.

Wirkstoffwissen: *Kürbis ist reich an Beta-Carotin, das dein Immunsystem unterstützt, und bringt sättigende Ballaststoffe für ein langes Sättigungsgefühl. Der Parmesan liefert wertvolles Eiweiß – und das ganz ohne Verzicht auf Geschmack.*

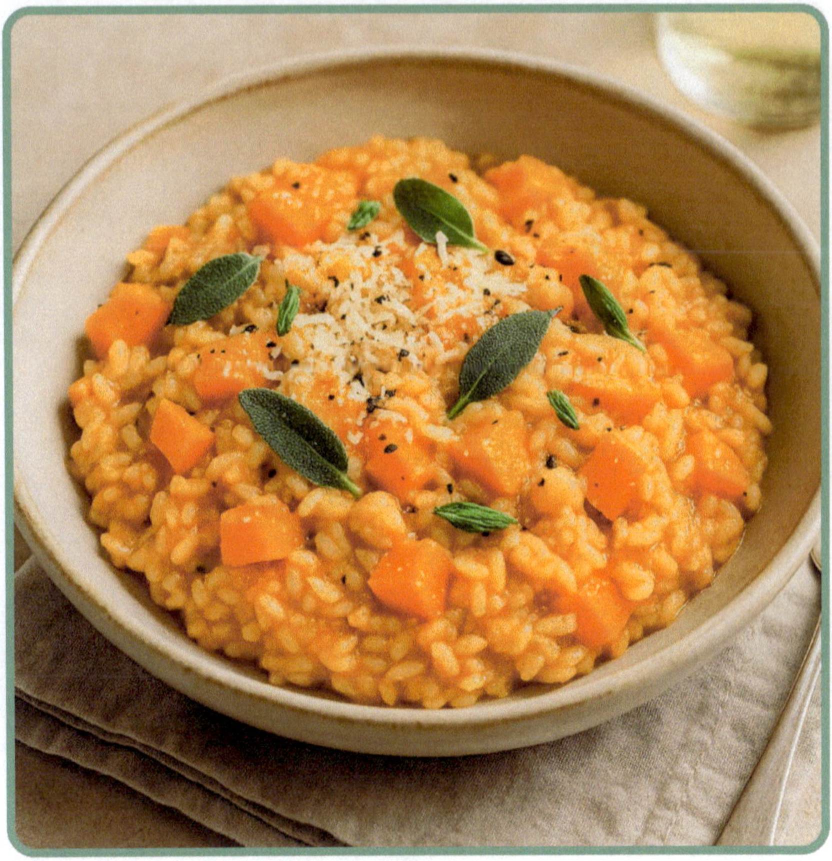

Alltagstipp: *Wenn du etwas übrig hast: Am nächsten Tag einfach in eine Auflaufform geben, mit Käse bestreuen und überbacken – so wird aus dem Rest ein neues Lieblingsessen.*

Putenstreifen in Kokos-Curry-Sauce mit Blumenkohlreis

Mild, wärmend, leicht – perfekt für einen ruhigen Abend

🧠 ***ADHS-Impuls:*** *Wenn der Tag laut war, hilft eine milde, klare Mahlzeit wie diese, innerlich leiser zu werden.*

🍛 Abendessen | ⏱ 30 Min | 💡 leicht & mild

Zutaten für 2 Personen

- ✅ 200 g Putenbrust
- ✅ 1 kleine Zwiebel
- ✅ 1 Knoblauchzehe
- ✅ 1 kleines Stück Ingwer (ca. 1 cm)
- ✅ 1 kleine Paprika (rot oder gelb)
- ✅ 200 ml Kokosmilch
- ✅ 1 TL gelbe Currypaste oder mildes Currypulver
- ✅ 1 EL Öl
- ✅ Salz, Pfeffer, Limettensaft

Für den Blumenkohlreis

- ✅ 1 kleiner Blumenkohl
- ✅ 1 EL Öl
- ✅ Salz

Zubereitung

1. Blumenkohl grob zerkleinern In einer Pfanne ohne Fett 3–4 Min. leicht anrösten, salzen, warm halten.
2. Putenbrust in Streifen schneiden. Zwiebel und Knoblauch fein hacken, im Kokosöl anbraten.

3. Fleisch zugeben, rundum anbraten, mit Curry und Kurkuma würzen.
4. Kokosmilch und Limettensaft zugeben, 8–10 Min. köcheln lassen. Mit Salz und Pfeffer abschmecken.
5. Mit Blumenkohlreis und frischem Koriander servieren.

Wirkstoffwissen: *Kokosmilch enthält gesunde Fette, Curry wirkt entzündungshemmend, Blumenkohl liefert Ballaststoffe.*

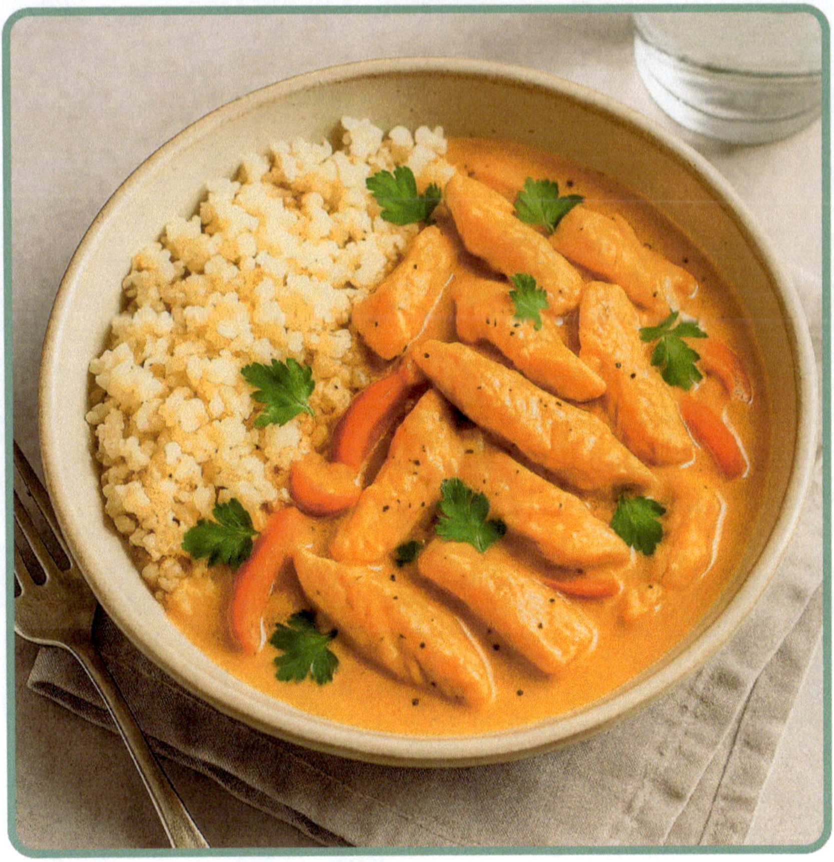

Alltagstipp: *Blumenkohlreis kannst du vorab raspeln und einfrieren – spart Zeit und Nerven.*

Shakshuka mit Spinat und Paprika

Wärmend, würzig – ein Abendessen zum Eintauchen

🧠 ***ADHS-Impuls:*** *Ein Essen, das dich zentriert – mit wenigen, intensiven Aromen.*

🍳 Abendessen | ⏱ 35 Min | 💡 unkompliziert

Zutaten für 2 Personen

- ✅ 1 rote Paprika
- ✅ 1 kleine Zwiebel
- ✅ 1 Knoblauchzehe
- ✅ 1 Handvoll Babyspinat
- ✅ 1 Dose gehackte Tomaten (400 g)
- ✅ 2 Eier
- ✅ 1 TL Paprikapulver
- ✅ 1 TL Kreuzkümmel
- ✅ 1 EL Olivenöl
- ✅ Salz, Pfeffer, frische Petersilie oder Koriander

Zubereitung

1. Paprika in Streifen, Zwiebel und Knoblauch fein schneiden.
2. In einer Pfanne mit Öl 5 Minuten anbraten, bis alles weich ist.
3. Gewürze zugeben, kurz mitrösten. Tomaten und Spinat einrühren, 5 Minuten köcheln lassen.
4. Zwei kleine Vertiefungen zwischen dem Gemüse schaffen, Eier hineingleiten lassen und abgedeckt 6–8

Minuten stocken lassen.

5. Mit frischen Kräutern und Brot servieren.

Wirkstoffwissen: *Eier liefern Eiweiß, Spinat bringt Magnesium, Tomaten enthalten Lycopin – ein Zellschutz-Booster.*

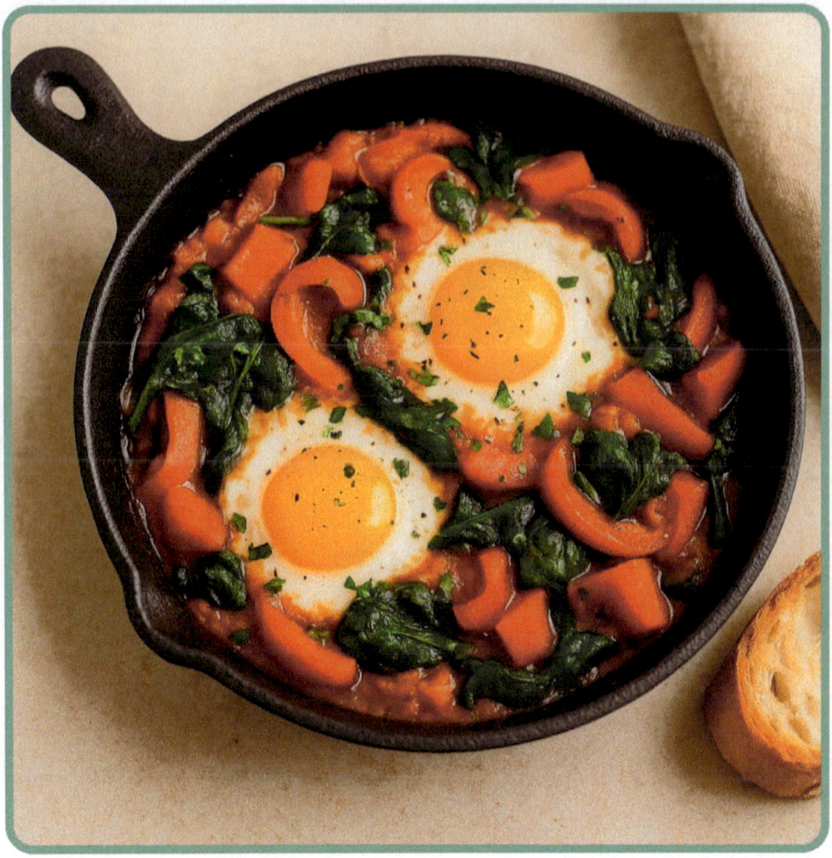

Alltagstipp: *Shakshuka kannst du auch vorbereiten: Sauce vorkochen, später aufwärmen und frische Eier direkt darin garen – so wird's frisch und schnell.*

Gebratener Kabeljau mit Erbsenpüree und Zitronenöl

Zart, grün und klar – Leichtigkeit und Geschmack

🧠 ***ADHS-Impuls:*** *Sanfte Aromen, warme Farben – ein Essen wie ein inneres Ausatmen.*

🍲 Abendessen | ⏱ 30 Min | 💡 bekömmlich

Zutaten für 2 Personen

- ✅ 2 Kabeljaufilets (à ca. 150 g)
- ✅ 200 g TK-Erbsen
- ✅ 1 kleine Kartoffel
- ✅ 1 EL Butter
- ✅ 1 Bio-Zitrone (Abrieb + etwas Saft)
- ✅ 2 EL Olivenöl
- ✅ 1 TL Honig
- ✅ 1 kleine Schalotte
- ✅ 1 EL gehackte Petersilie
- ✅ Salz, Pfeffer, Muskat

Zubereitung

1. Kartoffel schälen, klein würfeln und mit den Erbsen in Salzwasser ca. 10 Minuten weich kochen.
2. Schalotte fein hacken, in Butter anschwitzen. Erbsen & Kartoffel abgießen, zugeben und grob pürieren. Mit Salz, Muskat und etwas Zitronenabrieb abschmecken.
3. Kabeljau salzen, in Olivenöl bei mittlerer Hitze 3–4 Minuten pro Seite braten.
4. Zitronensaft, etwas Abrieb, Honig und Öl verrühren.

5. Fisch auf dem Erbsenpüree anrichten, mit Zitronenöl beträufeln und mit Petersilie bestreuen.

Wirkstoffwissen: *Erbsen liefern Folsäure, pflanzliches Eiweiß und Ballaststoffe. Kabeljau ist fettarm, leicht verdaulich und eine hervorragende Eiweißquelle.*

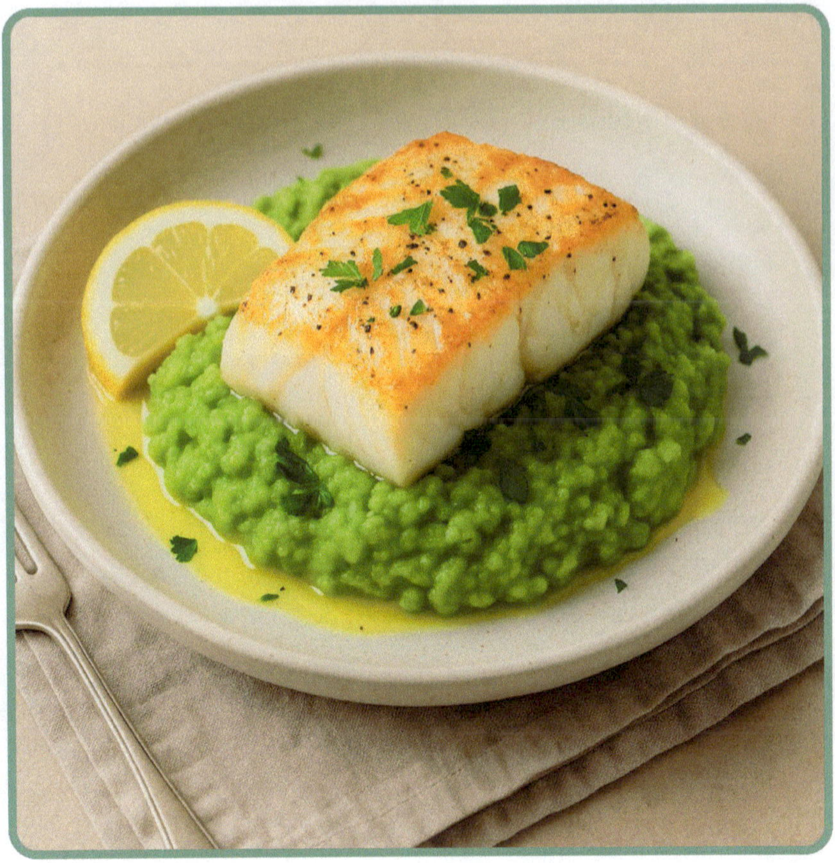

Alltagstipp: *Mehr Hunger? Reiche ein kleines Stück Sauerteigbrot oder schnellen Couscous dazu – für ein rundes Abendessen.*

Gebackener Schafskäse mit Tomaten und Oliven

Würzig, mediterran, beruhigend – einfach aus dem Ofen

🧠 ***ADHS-Impuls:*** *Warme, weiche Texturen können helfen, abends zur Ruhe zu kommen.*

🍛 Abendessen | ⏱ 25 Min | 💡 mediterrane

Zutaten für 2 Personen

- ✅ 300 g Schafskäse (am Stück)
- ✅ 200 g Cocktailtomaten
- ✅ 1 kleine rote Zwiebel
- ✅ 1 kleine Zucchini
- ✅ 8–10 schwarze Oliven (z. B. Kalamata, entsteint)
- ✅ 1 Knoblauchzehe
- ✅ 2 EL Olivenöl
- ✅ 1 TL Thymian oder Oregano (frisch oder getrocknet)
- ✅ Salz, Pfeffer

Zubereitung

1. Tomaten halbieren, Zucchini in Scheiben schneiden, Zwiebel fein würfeln.
2. Gemüse in eine ofenfeste Form geben, mit Öl, gehacktem Knoblauch, Gewürzen und etwas Salz mischen.
3. Schafskäse daraufsetzen, mit etwas Öl beträufeln.
4. Bei 180 °C (Ober-/Unterhitze) ca. 20 Minuten backen, bis der Käse weich ist.

5. Mit Oliven und frischen Kräutern servieren.

🌿 ***Wirkstoffwissen:*** *Schafskäse liefert Eiweiß & Calcium, Tomaten Antioxidantien – ideal bei innerer Anspannung.*

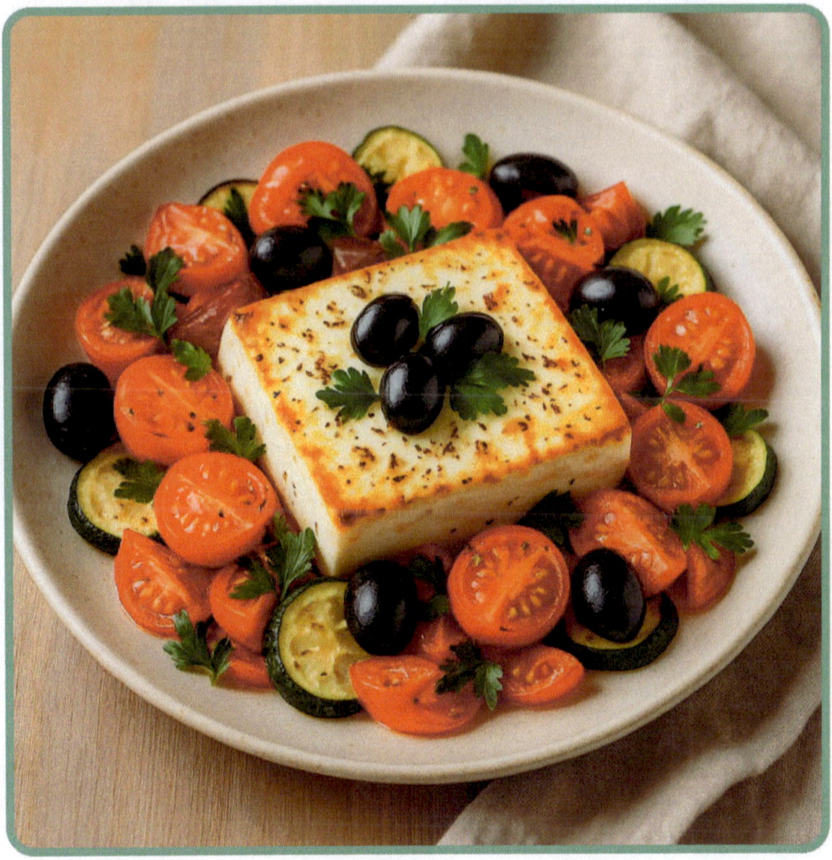

🧭 ***Alltagstipp:*** *Mit etwas Brot oder Reis servieren – für mehr Sättigung und weniger Heißhunger später.*

Kalbsgeschnetzeltes mit Rosmarinkartoffeln und Brokkoli

Zart, cremig und sättigend – für Wärme und Ruhe nach einem langen Tag

🧠 ***ADHS-Impuls:*** *Protein, Gemüse & komplexe Kohlenhydrate – perfekt für Klarheit und Abendruhe.*

🍳 Abendessen | ⏱ 35 Min | 💡 proteinreich

Zutaten für 2 Personen

- ✅ 250 g Kalbsgeschnetzeltes
- ✅ 400 g kleine Kartoffeln (Drillinge)
- ✅ 1 kleiner Brokkoli
- ✅ 1 Schalotte
- ✅ 100 ml Sahne
- ✅ 1 TL Senf
- ✅ 1 TL Butter
- ✅ 1 EL Olivenöl
- ✅ frischer Rosmarin
- ✅ Salz, Pfeffer, Muskat

Zubereitung

1. Kartoffeln waschen, halbieren, mit Olivenöl, Salz & Rosmarin mischen. 25 Minuten bei 200 °C im Ofen backen.
2. Brokkoli in Röschen teilen, 5–6 Minuten garen, mit Muskat würzen.
3. Schalotte fein würfeln, in Butter glasig dünsten. Fleisch scharf anbraten.

4. Sahne & Senf zugeben, kurz köcheln lassen, abschmecken.
5. Alles zusammen anrichten und warm genießen.

Wirkstoffwissen: *Kalb liefert B-Vitamine und Eisen, Brokkoli wirkt entzündungshemmend.*

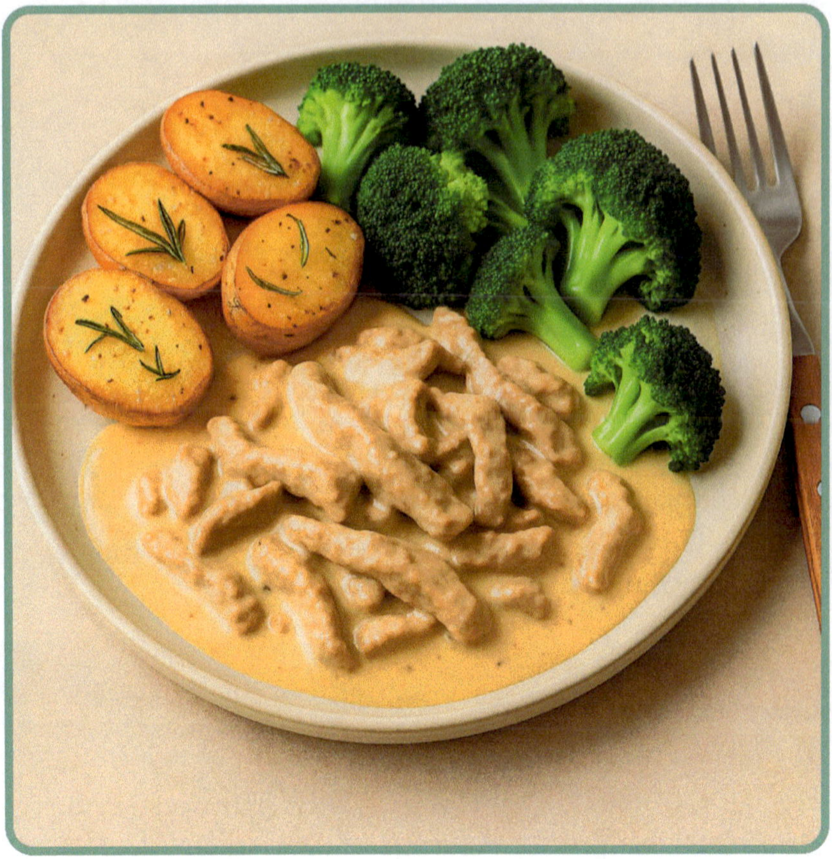

Alltagstipp: *Mehr kochen, einfrieren – für stressige Tage mit wenig Energie.*

Gebratene Polenta mit Pilzragout

Knusprig, aromatisch, sättigend mit Ruhe-Effekt

🧠 ***ADHS-Impuls:** Pflanzliche Proteine und komplexe Kohlenhydrate helfen, abends zur Ruhe zu kommen.*

🥘 Abendessen | ⏱ 40 Min | 💡 vegetarisch

Zutaten für 2 Personen

- ✅ 125 g Polenta (Maisgrieß)
- ✅ 400 ml Gemüsebrühe
- ✅ 1 EL Butter
- ✅ 2 EL geriebener Parmesan
- ✅ 1 TL Thymian, frisch oder getrocknet
- ✅ 200 g Champignons
- ✅ 100 g Kräuterseitlinge
- ✅ 1 Schalotte
- ✅ 1 Knoblauchzehe
- ✅ 1 TL Olivenöl
- ✅ 50 ml Sahne oder Pflanzensahne
- ✅ Salz, Pfeffer, Muskat

Zubereitung

1. Polenta in die kochende Brühe einrühren, 10 Minuten unter Rühren köcheln lassen. Butter, Parmesan und Thymian einrühren. Mit Salz, Pfeffer, Muskat würzen.
2. Masse auf ein mit Backpapier belegtes Brett streichen (ca. 1,5 cm dick), auskühlen lassen.
3. In Scheiben schneiden und in einer beschichteten Pfanne goldbraun anbraten.

4. Für das Ragout Pilze putzen, in Scheiben schneiden. Schalotte und Knoblauch fein hacken, in Öl anschwitzen.
5. Pilze zugeben, 5–6 Minuten braten. Mit Sahne ablöschen, kurz einkochen. Mit Salz, Pfeffer und Thymian abschmecken. Polentascheiben mit Pilzragout anrichten.

Wirkstoffwissen: *Polenta sättigt sanft, Pilze liefern B-Vitamine, Thymian unterstützt Nerven und Verdauung.*

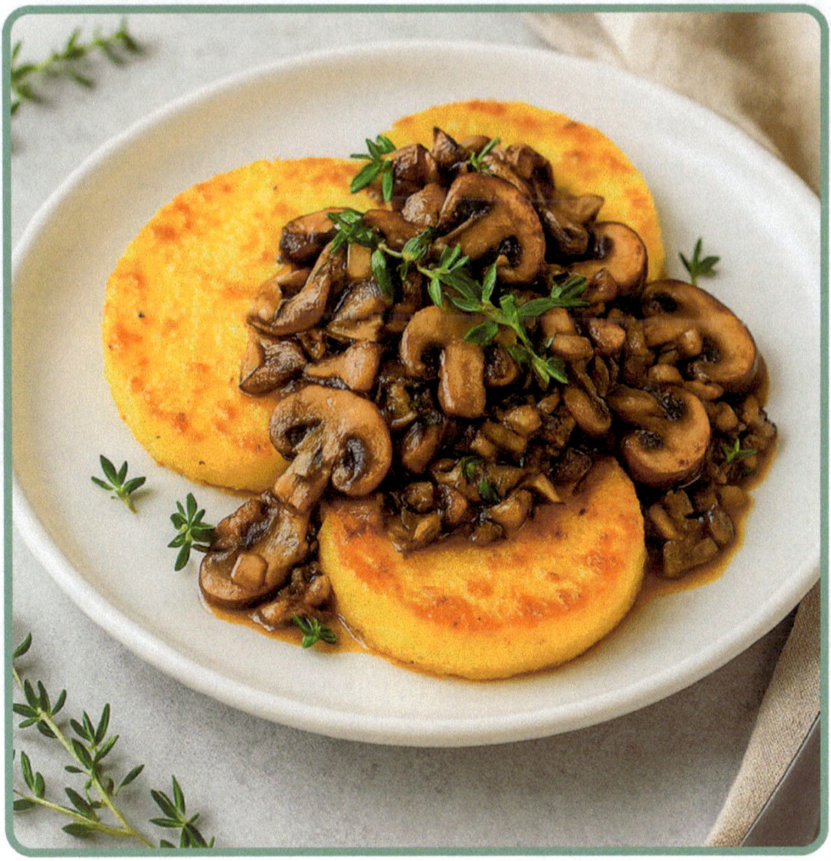

Alltagstipp: *Polenta am Vortag zubereiten – ideal für stressfreie Abende oder Meal Prep.*

Fenchel-Tomaten-Gratin mit Ziegenkäse und Walnüssen

Ofenfrisch, leicht & nährstoffreich – für sanfte Abendstunden

🧠 ***ADHS-Impuls:*** *Leicht verdaulich, warm und voller guter Fette – dieses Gericht schenkt dir Ruhe und innere Balance.*

🍳 Abendessen | ⏱ 30 Min | 💡 ofengebacken

Zutaten für 2 Personen

- ✅ 1 Fenchelknolle
- ✅ 200 g Cherrytomaten
- ✅ 100 g Ziegenweichkäse
- ✅ 30 g Walnüsse
- ✅ 1 EL Olivenöl
- ✅ ½ TL Honig
- ✅ 1 TL frischer Thymian (oder getrocknet)
- ✅ Salz, Pfeffer

Zubereitung

1. Fenchel halbieren, den Strunk entfernen und in feine Streifen schneiden. Tomaten halbieren.
2. Fenchel in einer Pfanne mit Olivenöl 5 Minuten andünsten.
3. In einer kleinen Auflaufform Fenchel und Tomaten verteilen, mit Salz, Pfeffer und Thymian würzen.
4. Ziegenkäse darüber bröckeln, mit Honig beträufeln und Walnüsse grob gehackt drüberstreuen.
5. Im vorgeheizten Ofen bei 180 °C (Ober-/Unterhitze)

ca. 15 Minuten überbacken, bis der Käse goldbraun ist.

🌿 ***Wirkstoffwissen:*** *Fenchel wirkt beruhigend auf Magen & Nerven. Tomaten liefern Lycopin für Zellschutz. Ziegenkäse ist leicht verdaulich, Walnüsse nähren dein Gehirn mit Omega-3-Fettsäuren.*

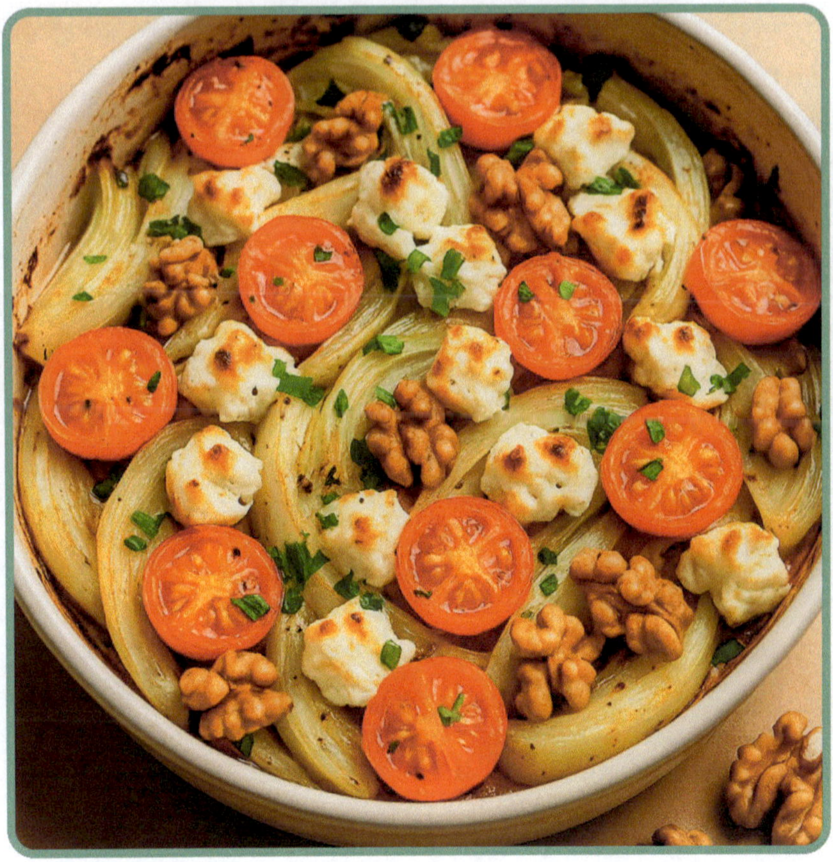

🧭 ***Alltagstipp:*** *Fenchel kann auch roh in Salaten verwendet werden – kaufe direkt zwei Knollen und nutze den Rest am nächsten Tag mit Apfel und Zitrone als frischen Rohkostsalat.*

Lammhackbällchen mit Minzjoghurt

Würzig, erdend, sättigend – mit frischen Kräutern

🧠 ***ADHS-Impuls:*** *Die Kombination aus Proteinen, Kräutern und milden Aromen stabilisiert den Blutzucker.*

🥘 Abendessen | ⏱ 35 Min | 💡 würzig

Zutaten für 2 Personen

- ✅ 250 g Lammhackfleisch
- ✅ 1 kleine Zwiebel
- ✅ 1 Knoblauchzehe
- ✅ 1 TL Kreuzkümmel
- ✅ ½ TL Zimt
- ✅ 1 TL Paprikapulver, edelsüß
- ✅ 1 Bund glatte Petersilie
- ✅ 100 g Couscous
- ✅ 150 ml Gemüsebrühe
- ✅ 150 g Naturjoghurt
- ✅ 1 Bund Minze
- ✅ 1 EL Zitronensaft
- ✅ 1 EL Olivenöl, Salz, Pfeffer, Öl zum Braten

Zubereitung

1. Zwiebel, Knoblauch und Petersilie fein hacken.
2. Lammhack mit Gewürzen, Salz, Pfeffer, Zwiebel, Knoblauch und der Hälfte der Petersilie vermengen. Kleine Bällchen formen.
3. In etwas Öl rundum 6–8 Minuten goldbraun braten.
4. Couscous mit heißer Gemüsebrühe übergießen, 5 Minuten quellen lassen, auflockern.

5. Minze fein hacken, mit Joghurt, Zitronensaft, Olivenöl, Salz und Pfeffer verrühren.
6. Alles gemeinsam anrichten und mit frischer Petersilie servieren.

Wirkstoffwissen: *Lammfleisch liefert Zink, Eisen und B-Vitamine. Minze wirkt beruhigend und fördert die Verdauung.*

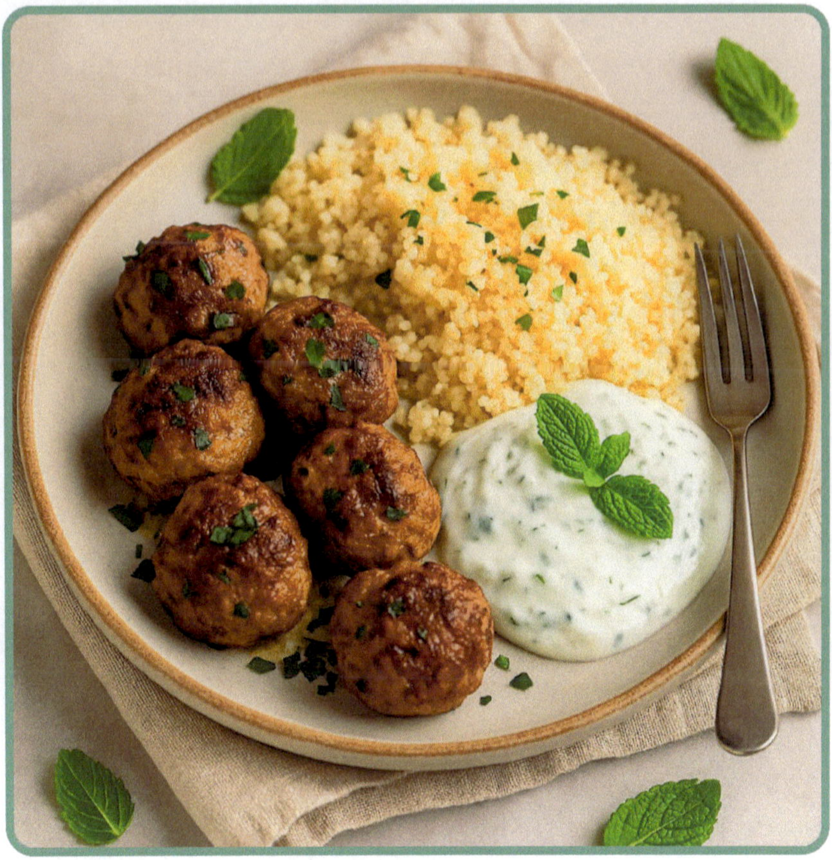

Alltagstipp: *Die Hackbällchen lassen sich gut vorbereiten und schmecken auch am nächsten Tag – perfekt als Meal Prep.*

Forellenfilet mit Kartoffelstampf und Zitronenbuttergemüse

Leicht, frisch, sättigend – ein Abendgericht für Ruhe und Balance.

🧠 ***ADHS-Impuls:*** *Leicht verdauliches Abendessen mit stabiler Nährstoffbilanz – beruhigend, ausgleichend, stärkend.*

🍳 Abendessen | ⏱ 35 Min | 💡 nährstoffreich

Zutaten für 2 Personen

- ✅ 2 Forellenfilets (je ca. 150 g)
- ✅ 400 g mehligkochende Kartoffeln
- ✅ 2 Karotten
- ✅ 1 Zucchini
- ✅ 1 Bio-Zitrone
- ✅ 2 EL Butter
- ✅ 1 EL Olivenöl
- ✅ 2 Zweige Dill (optional)
- ✅ Salz, Pfeffer

Zubereitung

1. Kartoffeln schälen, würfeln und in Salzwasser ca. 15 Minuten weich kochen.
2. Karotten und Zucchini in feine Streifen schneiden. In 1 EL Butter und Zitronensaft (plus etwas Abrieb) kurz dünsten.
3. Forellenfilets salzen, pfeffern und in einer Pfanne mit Olivenöl auf der Hautseite ca. 4 Minuten knusprig braten, dann wenden und 1 Minute nachziehen lassen.

4. Kartoffeln abgießen, restliche Butter zugeben und grob stampfen. Mit Salz abschmecken.
5. Gemüse, Stampf und Fisch auf Tellern anrichten, mit frischem Dill garnieren.

Wirkstoffwissen: *Forelle liefert Omega-3-Fettsäuren und Eiweiß. Kartoffeln sättigen angenehm, Zitronen und Butter unterstützen die Verdauung.*

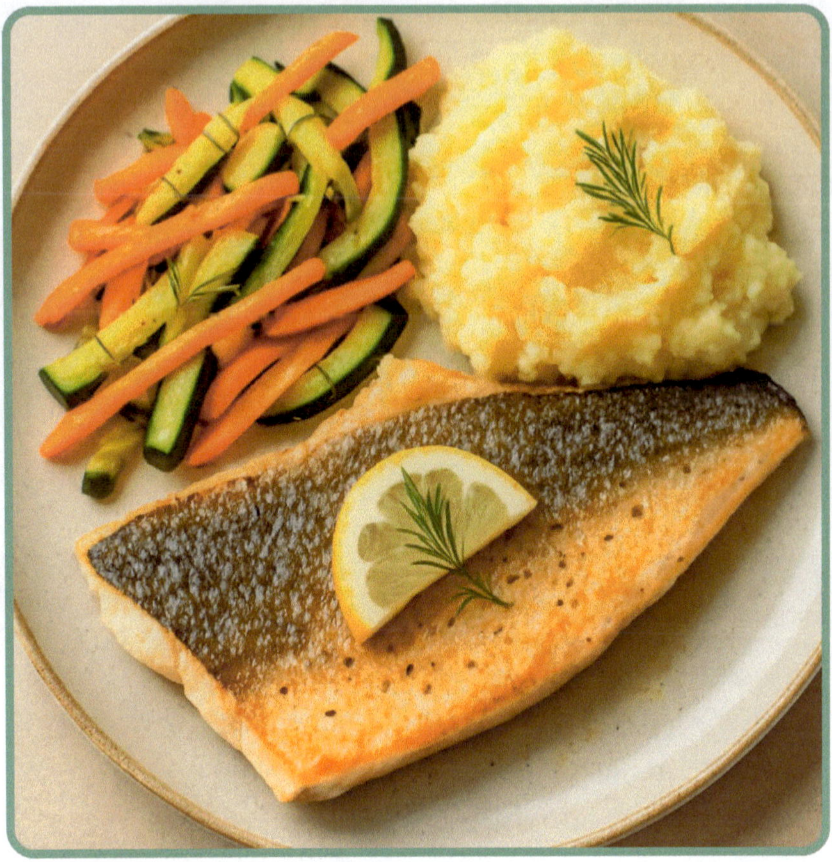

Alltagstipp: *Fisch aus dem Tiefkühlfach funktioniert auch gut – achte auf nachhaltige Herkunft.*

Kräuter-Pilz-Galette mit Blattsalat

Herzhafter Buchweizen-Crêpe

🧠 ***ADHS-Impuls:** Pilze, Buchweizen und frische Kräuter fördern ein stabiles Energielevel am Abend.*

🥘 Abendessen | ⏱ 30 Min | 💡 vegetarisch

Zutaten für 2 Personen

Für die Galette:

- ✓ 60 g Buchweizenmehl
- ✓ 1 Ei
- ✓ 100 ml Sprudelwasser
- ✓ 1 Prise Salz
- ✓ etwas Butter zum Braten

Für die Füllung:

- ✓ 200 g Champignons
- ✓ 1 kleine Schalotte
- ✓ 1 TL frischer Thymian
- ✓ 1 EL Frischkäse (natur)
- ✓ 1 TL Olivenöl
- ✓ Salz, Pfeffer

Für den Salat:

- ✓ 2 Handvoll gemischte Blattsalate
- ✓ 1 TL Apfelessig
- ✓ 1 TL Olivenöl
- ✓ 1 TL Senf
- ✓ 1 TL Honig, Salz, Pfeffer

Zubereitung

1. Aus Mehl, Ei, Wasser und Salz einen glatten Teig anrühren und 10 Minuten ruhen lassen.
2. Pilze putzen, in Scheiben schneiden. Schalotte fein würfeln. Pilze mit Schalotte und Thymian in Öl anbraten, mit Salz und Pfeffer würzen. Frischkäse einrühren.

3. Galettes in Butter in einer beschichteten Pfanne dünn ausbacken. Füllung mittig verteilen, Ränder leicht einklappen.
4. Salat waschen, Dressing aus den Zutaten anrühren und untermischen. Galette mit Salat servieren.

Wirkstoffwissen: *Buchweizen enthält hochwertiges Eiweiß und Magnesium. Pilze liefern B-Vitamine für die Nerven.*

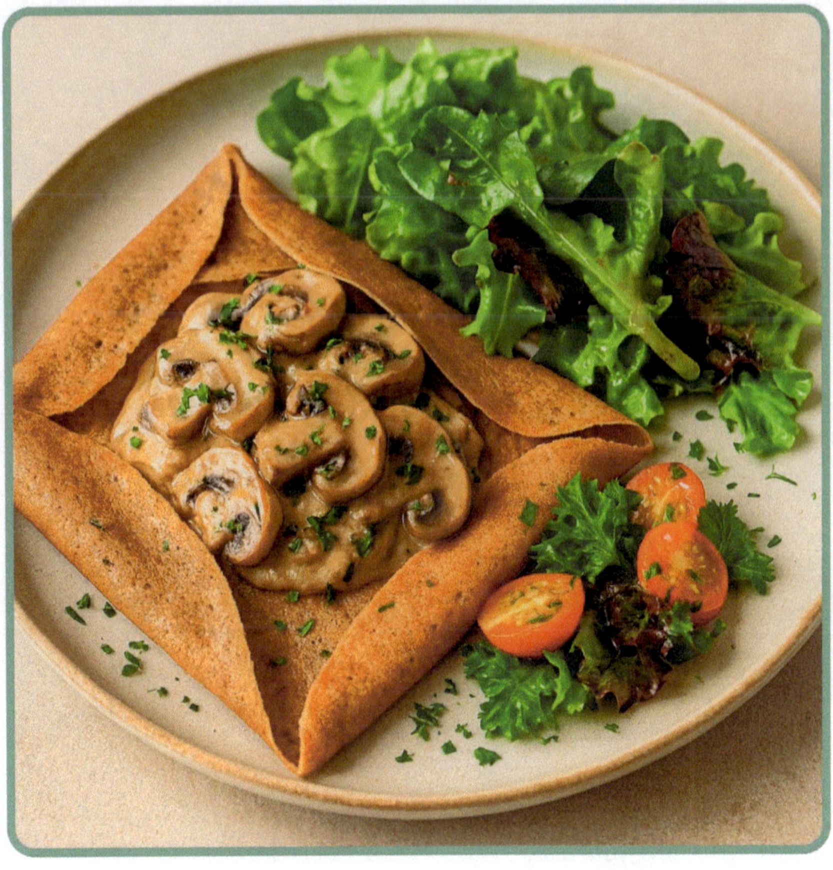

Alltagstipp: *Teig am Vorabend zubereiten und kalt stellen – dann geht das Abendessen besonders schnell.*

Schweinefilet mit Apfel-Walnuss-Kruste und Selleriepüree

in Abendessen mit Tiefe, Balance und Aroma

🧠 ***ADHS-Impuls:*** *Eiweiß, komplexe Kohlenhydrate und Fette in guter Balance – ideal für ein stabiles Energielevel am Abend.*

🍳 Abendessen | ⏱ 40 Min | 💡 ausgewogen

Zutaten für 2 Personen

Für das Filet:

- ✅ 300 g Schweinefilet
- ✅ 1 kleiner Apfel
- ✅ 30 g Walnüsse
- ✅ 1 TL Senf
- ✅ 1 TL Honig
- ✅ 1 TL Butter
- ✅ Salz, Pfeffer, Öl zum Braten

Für das Selleriepüree:

- ✅ 300 g Knollensellerie
- ✅ 1 kleine Kartoffel
- ✅ 1 EL Butter
- ✅ 1–2 EL Milch
- ✅ Salz, Muskat

Zubereitung

1. Backofen auf 180 °C vorheizen. Filet salzen, pfeffern, in Öl rundum anbraten (3 Min).
2. Apfel reiben, Walnüsse hacken, mit Senf, Honig und Butter vermengen.
3. Masse auf das Filet geben, im Ofen 15–20 Min garen.
4. Geschälten Sellerie und Kartoffeln in Salzwasser ca. 15

Minuten weich kochen, danach das Wasser abgießen.

5. Mit Butter und Milch fein pürieren, mit Salz und Muskat abschmecken.
6. Filet in Scheiben schneiden, mit Püree servieren.

Wirkstoffwissen: *Walnüsse liefern gesunde Fette und stärken die Nerven. Sellerie wirkt beruhigend. Schweinefleisch enthält Zink und B-Vitamine für geistige Leistungsfähigkeit.*

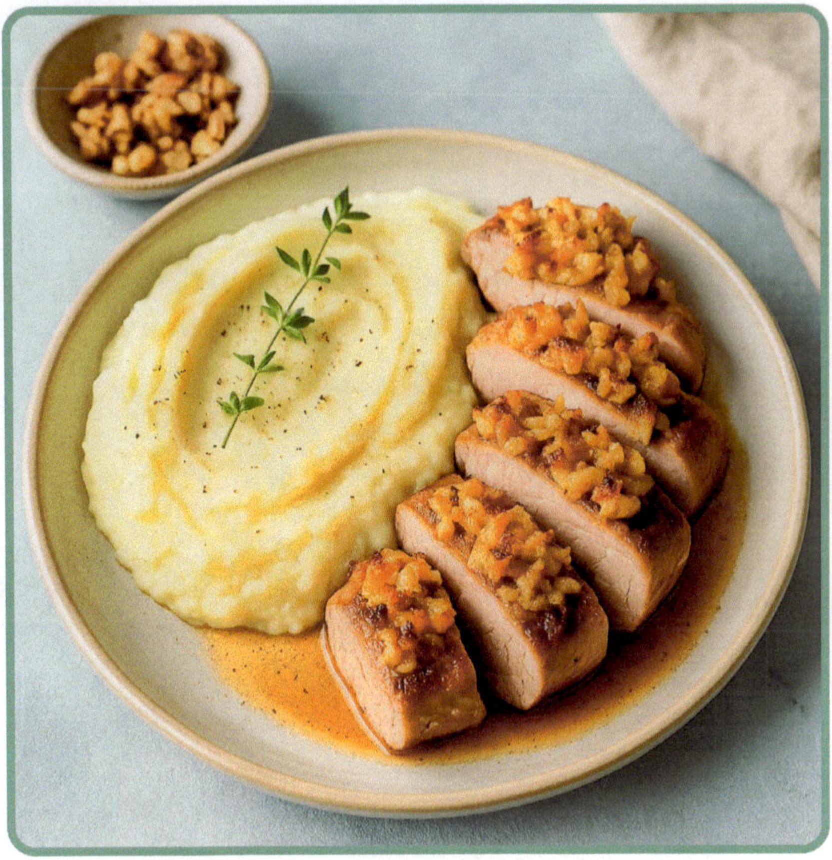

Alltagstipp: *Die Krustenmischung kannst du portionsweise einfrieren – für schnelle Ofengerichte an stressigen Tagen.*

Neuntes
KAPITEL

Snacks, die dich wirklich stärken

Für Reizmomente, Energielöcher und das kleine Chaos zwischendurch

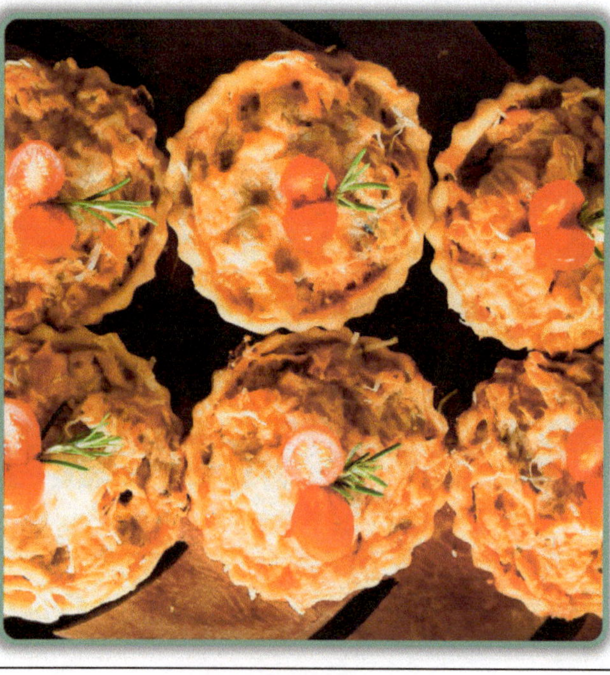

Es gibt diese Momente, in denen der Hunger plötzlich kommt. Nicht groß, nicht geplant – eher wie ein kleiner Stromausfall.

Du spürst, dass die Konzentration nachlässt, die Gedanken anfangen zu springen, die Geduld dünner wird.

Genau dann greifen viele zu Schokolade, Chips oder irgendetwas, das schnell Energie verspricht – und genauso schnell wieder verpufft.

Doch Snacks können mehr sein als ein Lückenfüller. Sie können dich wirklich stärken, wenn sie klug gewählt sind.

Kleine Portionen mit Eiweiß, Ballaststoffen und gesunden Fetten helfen, dein Energielevel stabil zu halten und den Kopf klarer werden zu lassen. Statt Zuckerhoch und Tief folgt gleichmäßige Kraft – genau das, was du im Alltag mit ADHS so dringend brauchst.

In diesem Kapitel findest du Snacks, die leicht vorzubereiten sind, gut schmecken und dir Halt geben.

Von frischen Wraps über würzige Muffins bis zu bunten Spießen – jede Idee ist darauf ausgelegt, schnell und unkompliziert zu funktionieren.

Und weil das Leben bunt ist, gibt es auch süße, knackige oder herzhafte Varianten.

Snacks sind kein Nebending. Sie sind ein Werkzeug, das dir hilft, die Zeit zwischen den Mahlzeiten klarer, entspannter und energievoller zu überstehen.

Und sie machen Spaß. Weil du dich nach dem Essen besser fühlst – nicht schlechter.

Lass uns mit den ersten Ideen beginnen – klein, handlich, stärkend und genau das, was dich im Alltag trägt.

Mini-Wraps mit Putenbrust und Frischkäse

Herzhaft, frisch und perfekt für zwischendurch

🧠 ***ADHS-Impuls:*** *Die Kombination aus Eiweiß (Pute, Frischkäse), Ballaststoffen (Gemüse, Vollkorn) und gesunden Fetten hält dein Energielevel stabil – ohne Zuckerabsturz.*

🥪 Snack | ⏱ 15 Min | 💡 schnell gemacht

Zutaten für 2 Personen

- ✓ 2 kleine Vollkorn-Tortilla-Wraps
- ✓ 100 g Putenbrustaufschnitt
- ✓ 80 g Frischkäse (natur oder mit Kräutern)
- ✓ ½ rote Paprika oder Tomate
- ✓ ½ Salatgurke
- ✓ 1 Handvoll Rucola
- ✓ 1 TL Olivenöl
- ✓ Salz, Pfeffer

Zubereitung

1. Paprika/ Tomate und Gurke in feine Streifen schneiden, Rucola waschen und trocken schütteln.
2. Die Wraps mit Frischkäse bestreichen und mit Putenbrust belegen.
3. Gemüse und Rucola mittig auf den Wraps verteilen.
4. Mit etwas Salz, Pfeffer und einem Hauch Olivenöl würzen.
5. Eng einrollen und in der Mitte schräg durchschneiden – fertig zum Snacken!

Wirkstoffwissen: *Putenfleisch liefert Tryptophan, eine Aminosäure, die an der Produktion von Serotonin beteiligt ist. Rucola und Paprika steuern Vitamin C bei – wichtig für die Aufnahme von Eisen und die Nervenfunktion.*

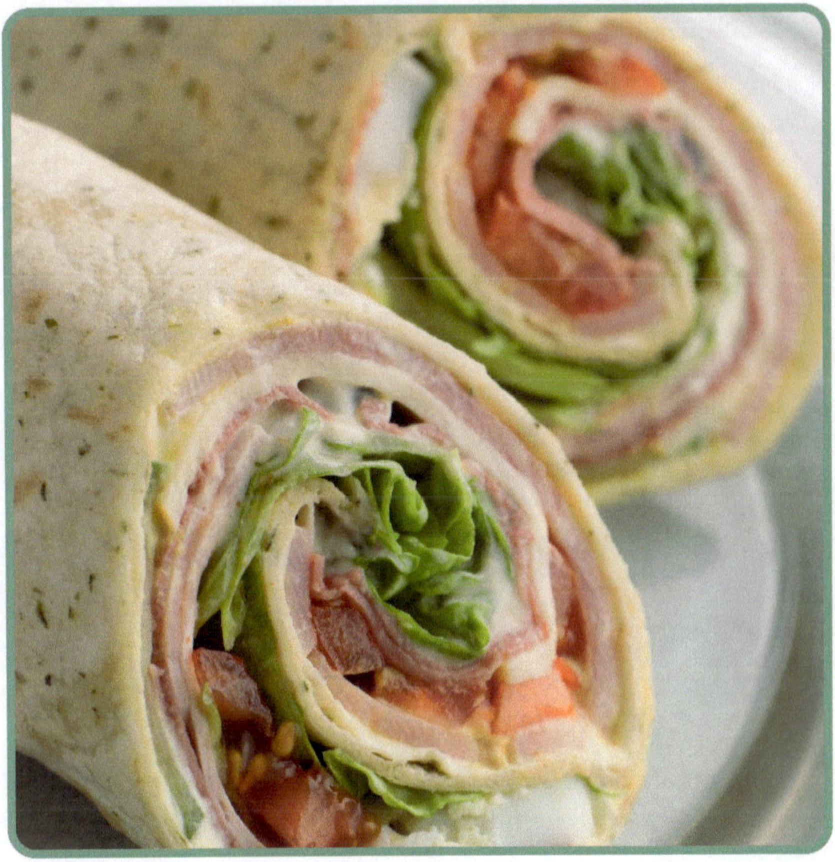

Alltagstipp: *Bereite gleich 2–3 Wraps mehr vor und wickle sie in Butterbrotpapier – so hast du für stressige Tage einen schnellen Griff in den Kühlschrank. Auch ideal für unterwegs oder fürs Büro.*

Räucherlachs-Röllchen mit Frischkäse und Gurke

Frisch, salzig, cremig – perfekt auch ohne Brot

🧠 ***ADHS-Impuls:*** *Omega-3-Fettsäuren aus Lachs können positiv auf Konzentration und Stimmung wirken – besonders in stressigen Phasen ein cleverer Snack.*

🥪 Snack | ⏱ 15 Min | 💡 leicht

Zutaten für 2 Personen

- ✅ 4 Scheiben Räucherlachs
- ✅ 100 g Frischkäse (natur oder mit Kräutern)
- ✅ ¼ Salatgurke
- ✅ etwas Zitronensaft
- ✅ Pfeffer, frischer Dill (optional)
- ✅ Zahnstocher oder kleine Spieße

Zubereitung

1. Gurke waschen und der Länge nach in sehr dünne Streifen hobeln oder mit dem Sparschäler schneiden.
2. Frischkäse mit etwas Zitronensaft und Pfeffer cremig rühren, wer mag, gibt fein gehackten Dill dazu.
3. Jede Lachsscheibe mit etwas Frischkäse bestreichen und mit einem Gurkenstreifen belegen.
4. Vorsichtig aufrollen und mit einem Zahnstocher fixieren.
5. Bis zum Verzehr kühlstellen oder direkt genießen.

Wirkstoffwissen: *Lachs liefert Eiweiß & DHA – wichtig für Konzentration und Reizweiterleitung. Frischkäse sättigt und versorgt dich mit Calcium, Gurke & Zitrone bringen Frische & Vitamin C.*

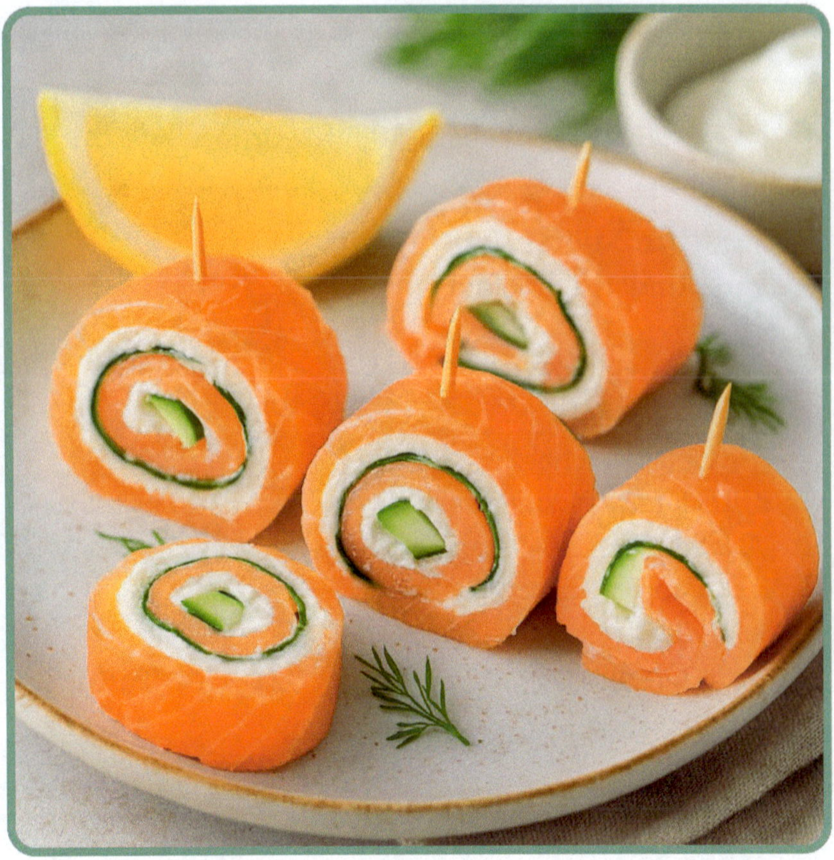

Alltagstipp: *Ideal für Meal Prep: Die Röllchen lassen sich gut vorbereiten, im Glas oder in einer kleinen Dose transportieren. Alternativ kannst du den Frischkäse auch auf Gurkenscheiben streichen und den Lachs als Topping verwenden – als blitzschnelles Fingerfood.*

Hackfleisch-Muffins mit Ei und Paprika

Herzhaft, sättigend, Meal-Prep-tauglich

🧠 ***ADHS-Impuls:*** *Eiweißreiche, sättigende Snacks helfen, Blutzuckerschwankungen vorzubeugen – ideal bei innerer Unruhe.*

🥪 Snack | ⏱ 30 Min | 💡 für unterwegs

Zutaten für 2 Personen

- ✅ 250 g Rinderhackfleisch
- ✅ 1 Eier
- ✅ 1 kleine rote Paprika
- ✅ 1 kleine Zwiebel
- ✅ 1 Knoblauchzehe
- ✅ 1 EL Haferflocken
- ✅ 1 TL Senf
- ✅ 1 TL Paprikapulver, edelsüß
- ✅ Salz, Pfeffer
- ✅ etwas Öl für die Form

Zubereitung

1. Backofen auf 180 °C (Ober-/Unterhitze) vorheizen.
2. Muffinblech leicht einölen oder mit Förmchen auslegen.
3. Paprika und Zwiebel fein würfeln, Knoblauch pressen.
4. Hackfleisch mit Gemüse, Ei, Haferflocken, Senf und Gewürzen gut vermengen.
5. Masse in die Muffinmulden füllen und leicht andrücken.
6. Im Ofen ca. 20–25 Min. backen, bis die Muffins goldbraun sind.

7. Kurz abkühlen lassen und vorsichtig lösen.

🌿 ***Wirkstoffwissen:*** *Rinderhack liefert Eiweiß & Eisen – wichtig für Energie & Fokus. Eier und Paprika stärken Nerven & Konzentration durch Cholin & Vitamin C.*

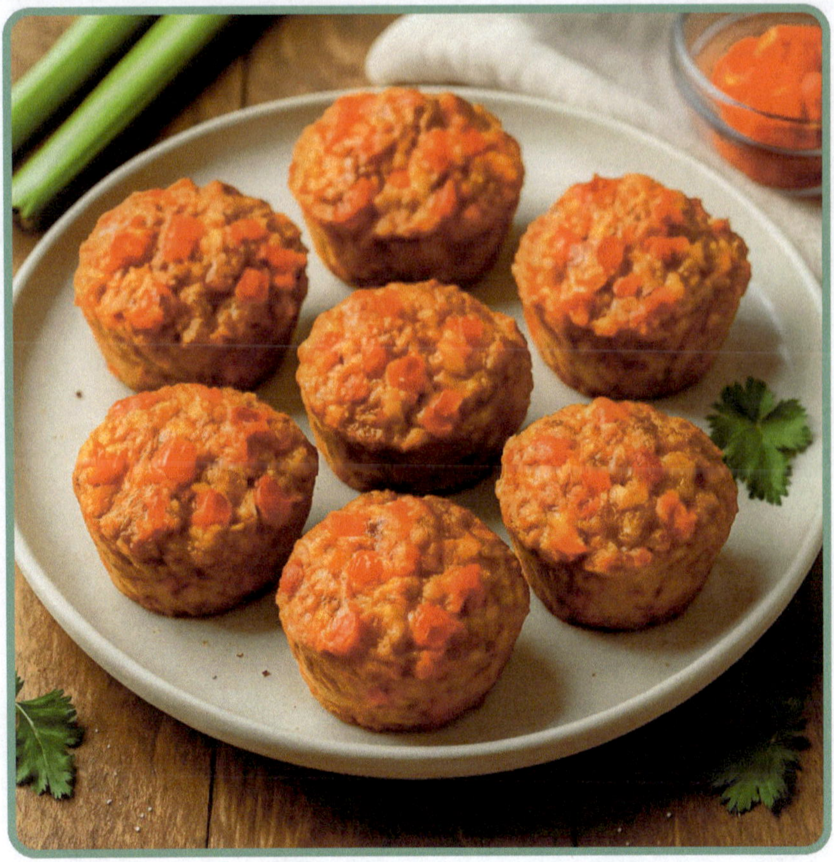

🧭 ***Alltagstipp:*** *Muffins auf Vorrat backen – sie lassen sich hervorragend kühlen oder einfrieren und schmecken auch kalt. Ideal als Büro-Snack oder für lange Nachmittage ohne Pause.*

Hähnchensticks aus dem Ofen mit Curry-Dip

Kein Frittieren, knusprig durch Backofenhitze

🧠 ***ADHS-Impuls:*** *Eiweißreiche Snacks helfen, Reizüberflutung zu dämpfen und den Fokus zu stabilisieren.*

🥪 Snack | ⏱ 30 Min | 💡 knusprig

Zutaten für 2 Personen

Für das Selleriepüree:

- ✅ 300 g Hähnchenbrust
- ✅ 1 Ei
- ✅ 3 EL Haferflocken (zart oder grob)
- ✅ 2 EL geriebener Parmesan
- ✅ 1 TL Paprikapulver, edelsüß
- ✅ Salz, Pfeffer

Für den Dip:

- ✅ 2 EL Joghurt (3,5 %)
- ✅ 1 TL Currypulver
- ✅ 1 TL Zitronensaft
- ✅ 1 TL Honig oder Ahornsirup
- ✅ Salz, Pfeffer

Zubereitung

1. Backofen auf 200 °C Ober-/Unterhitze vorheizen.
2. Hähnchenbrust in fingerbreite Streifen schneiden.
3. Ei verquirlen. Haferflocken, Parmesan und Gewürze in einem Teller mischen.
4. Fleischstreifen erst im Ei, dann in der Hafermischung

wenden und gut andrücken.

5. Auf ein mit Backpapier belegtes Blech legen und 20 Min. goldbraun backen.
6. Für den Dip alle Zutaten verrühren. Warm servieren.

Wirkstoffwissen: *Hafer liefert komplexe Kohlenhydrate, Hähnchen und Ei hochwertiges Protein – ideal für ein stabiles Energielevel.*

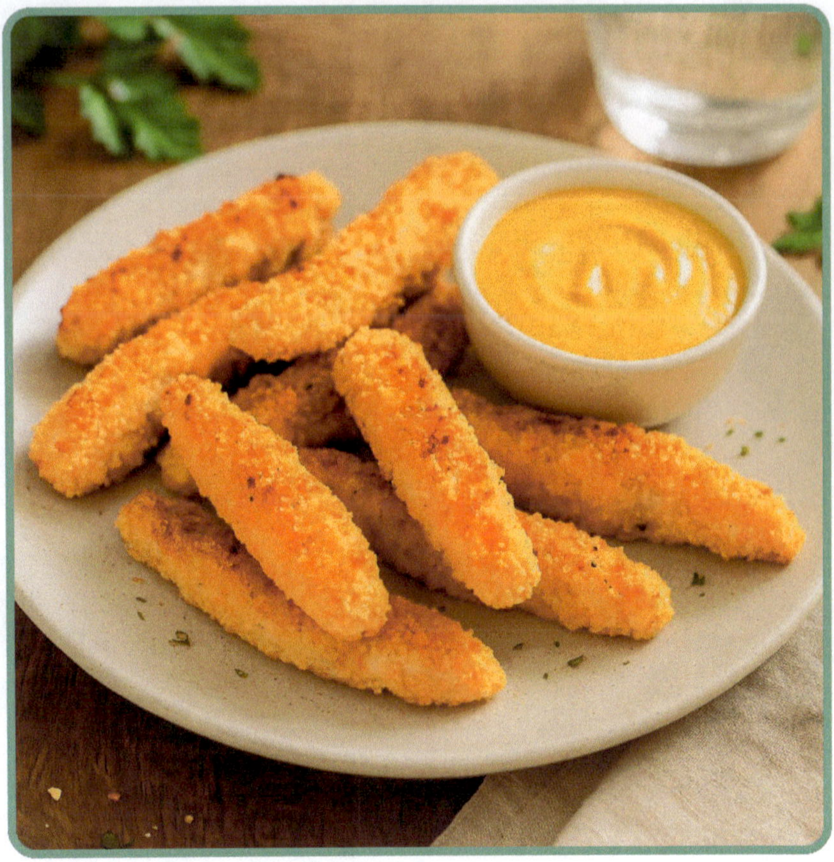

Alltagstipp: *Die Sticks lassen sich auch kalt gut snacken – perfekt für unterwegs oder als Meal Prep.*

Mozzarella-Spieße mit Tomate und Basilikumöl

Klassiker mit frischem Twist durch Aromaöl

🧠 ***ADHS-Impuls:*** *Der Mix aus Eiweiß, frischer Säure und Aromen stimuliert alle Sinne – ideal in Reizmomenten oder als schnelle Strukturhilfe im Alltag.*

🥪 Snack | ⏱ 15 Min | 💡 aromakick

Zutaten für 2 Personen

- ✅ 16 Mini-Mozzarellakugeln
- ✅ kleine Kirschtomaten (z. B. Datteltomaten)
- ✅ Frische Basilikumblätter
- ✅ 1 EL Olivenöl
- ✅ ½ TL Zitronensaft
- ✅ 1 Prise Salz, Pfeffer
- ✅ 6 Holzspieße

Zubereitung

1. Mozzarella abtropfen lassen, Tomaten halbieren, Basilikum waschen.
2. Für das Öl: Olivenöl mit Zitronensaft, Salz und Pfeffer verrühren.
3. Auf jeden Spieß: 2 Mozzarellakugeln, 2 Tomatenhälfte und 1 Basilikumblatt abwechselnd stecken.
4. Mit dem Basilikumöl beträufeln und sofort servieren oder kurz ziehen lassen.

*🌿 **Wirkstoffwissen:** Mozzarella liefert Eiweiß und Calcium, Tomaten enthalten Lycopin – ein Zellschutzstoff – und Basilikum wirkt leicht beruhigend und verdauungsfördernd.*

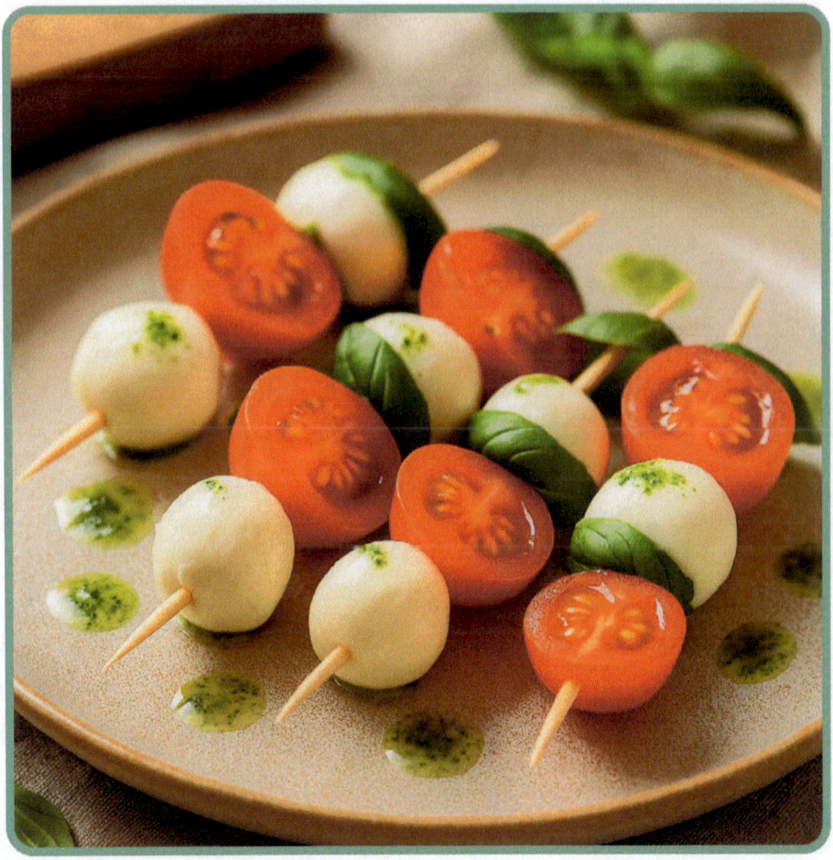

*🧭 **Alltagstipp:** Perfekt für unterwegs oder als schneller Reizstopper im Homeoffice: vorbereiten, kühlen, genießen.*

Obst-Käse-Spieße mit Walnüssen und Trauben

Süß-herzhaft, perfekt für Heißhunger & Fokus

🧠 ***ADHS-Impuls:*** *Die Kombination aus Fruchtzucker, Protein und Fett stabilisiert den Blutzucker und hilft, impulsive Heißhungerattacken abzufedern.*

🥪 Snack | ⏱ 10 Min | 💡 fruchtig

Zutaten für 2 Personen

- ✅ 100 g kernlose Trauben (rot oder hell)
- ✅ 100 g Käsewürfel (z. B. Gouda oder Emmentaler)
- ✅ 6 Walnüsse (halbiert)
- ✅ 6 kleine Holzspieße

Zubereitung

1. Trauben waschen, gut abtropfen lassen.
2. Käse in gleichmäßige Würfel schneiden (ca. 2 × 2 cm).
3. Pro Spieß: eine Traube, ein Käsewürfel, eine halbe Walnuss aufstecken.
4. Nach Wunsch auf einem kleinen Teller anrichten – optional mit einem Klecks Honig oder ein paar Kräutern garnieren.

🌿 ***Wirkstoffwissen:*** *Trauben liefern natürliche Energie und Antioxidantien. Käse versorgt dich mit Calcium und Eiweiß. Walnüsse enthalten Omega-3-Fettsäuren, die die Reizweiterleitung im Gehirn unterstützen.*

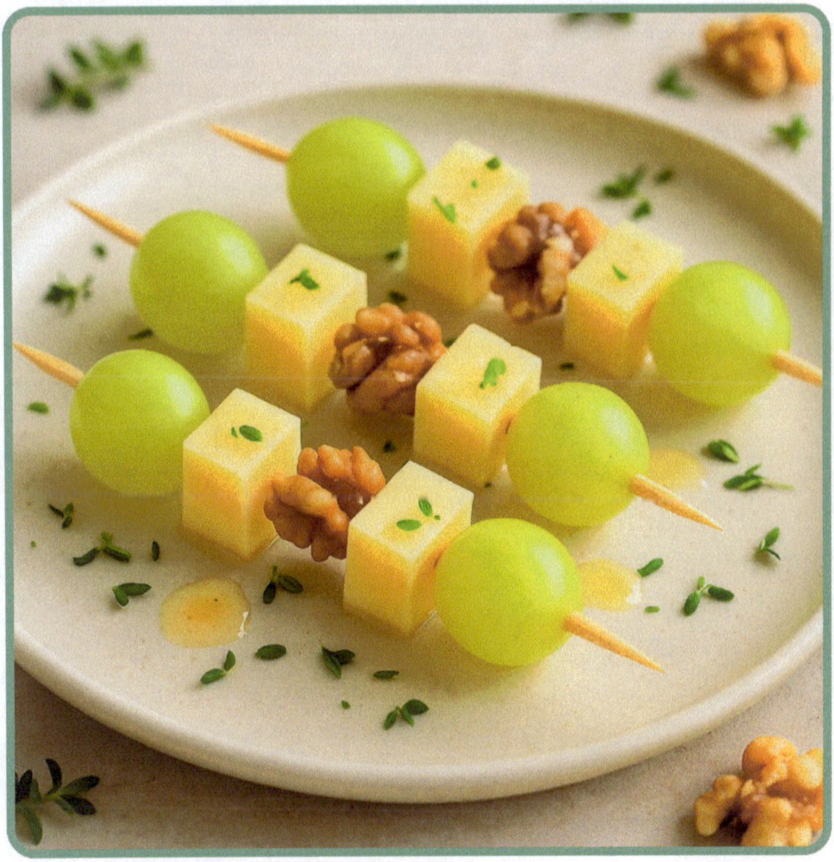

🧭 ***Alltagstipp:*** *Ein verlässlicher Mini-Snack – auch bei Hitze. Gut vorzubereiten und perfekt für Büro, Picknick oder als schneller Reiz-Stopp zwischendurch.*

Paprika-Boote mit Hummus und Kresse

Vegetarisch, knackig, eiweißreich

🧠 *ADHS-Impuls: Hülsenfrüchte wie Kichererbsen im Hummus liefern pflanzliches Eiweiß, Eisen und Ballaststoffe – fördern Fokus, Sättigung und helfen, Blutzuckerschwankungen zu vermeiden.*

🥪 Snack | ⏱ 10 Min | 💡 erfrischend

Zutaten für 2 Personen

- ✅ 1 große rote Paprika
- ✅ 4 EL Hummus (natur oder mit Kräutern)
- ✅ 1 Handvoll frische Kresse
- ✅ 1 TL Zitronensaft
- ✅ Pfeffer

Zubereitung

1. Paprika waschen, entkernen und in 4 längliche Schiffchen schneiden.
2. Mit Hummus füllen, mit Kresse bestreuen.
3. Mit Zitronensaft beträufeln und etwas Pfeffer darüber mahlen.
4. Sofort servieren oder kühlstellen für später.

Wirkstoffwissen: *Hummus enthält wertvolle Aminosäuren, Kresse bringt sekundäre Pflanzenstoffe, Paprika punktet mit viel Vitamin C – ein Snack, der wach und stabil hält.*

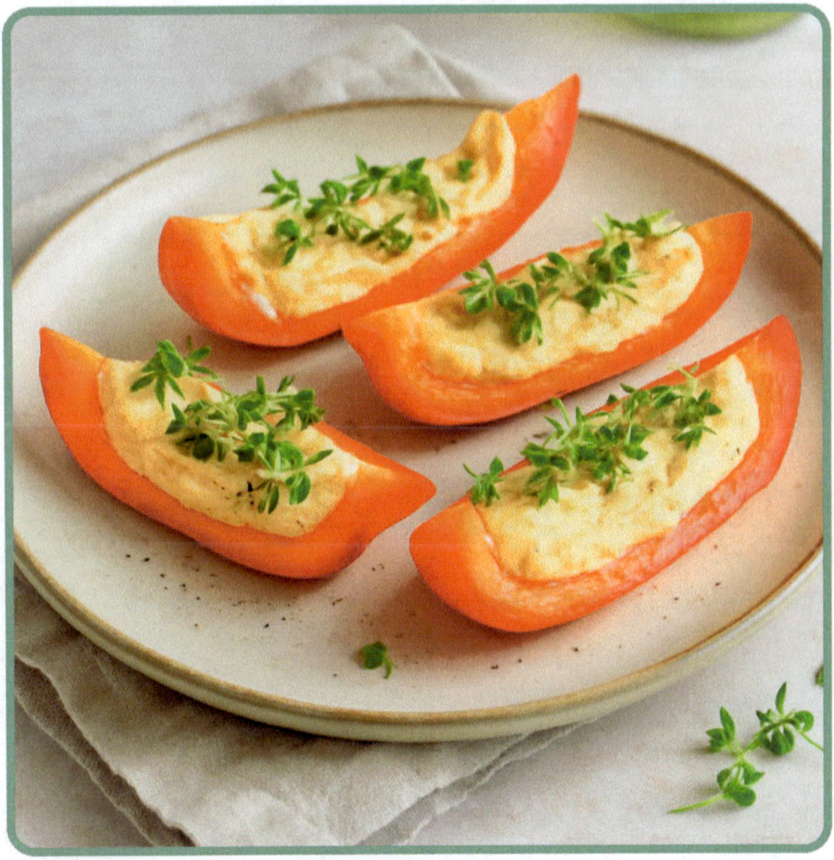

Alltagstipp: *Wenn du den Hummus selbst machst, kannst du den Knoblauch weglassen – ideal, wenn du den Snack unterwegs oder bei Terminen brauchst.*

Gekochtes Ei mit Avocado und Chiliöl

Einfach, würzig, optimal bei Energiemangel

🧠 ***ADHS-Impuls:*** *Eiweiß, gesunde Fette und ein Hauch Schärfe – diese Kombination kann den Blutzucker stabilisieren, Energie liefern und das Gehirn sanft aktivieren.*

🥪 Snack | ⏱ 10 Min | 💡 belebend

Zutaten für 2 Personen

- ✅ 4 Eier
- ✅ ½ reife Avocado
- ✅ 1 TL Zitronensaft
- ✅ 1 TL Olivenöl
- ✅ 1 TL Chiliöl (nach Geschmack)
- ✅ Salz, Pfeffer
- ✅ frische Kräuter (z. B. Kresse oder Petersilie) zum Garnieren

Zubereitung

1. Eier ca. 7 Minuten kochen, sodass das Eigelb leicht cremig bleibt.
2. Abschrecken, pellen und halbieren.
3. Avocado in feine Scheiben schneiden, mit Zitronensaft beträufeln und auf die Eierhälften legen.
4. Mit etwas Olivenöl und Chiliöl beträufeln.
5. Nach Belieben salzen, pfeffern und mit frischen Kräutern garnieren.

Wirkstoffwissen: *Eier liefern hochwertiges Protein, Avocado ungesättigte Fettsäuren und Chiliöl Capsaicin – das regt den Kreislauf an und kann bei Erschöpfung beleben.*

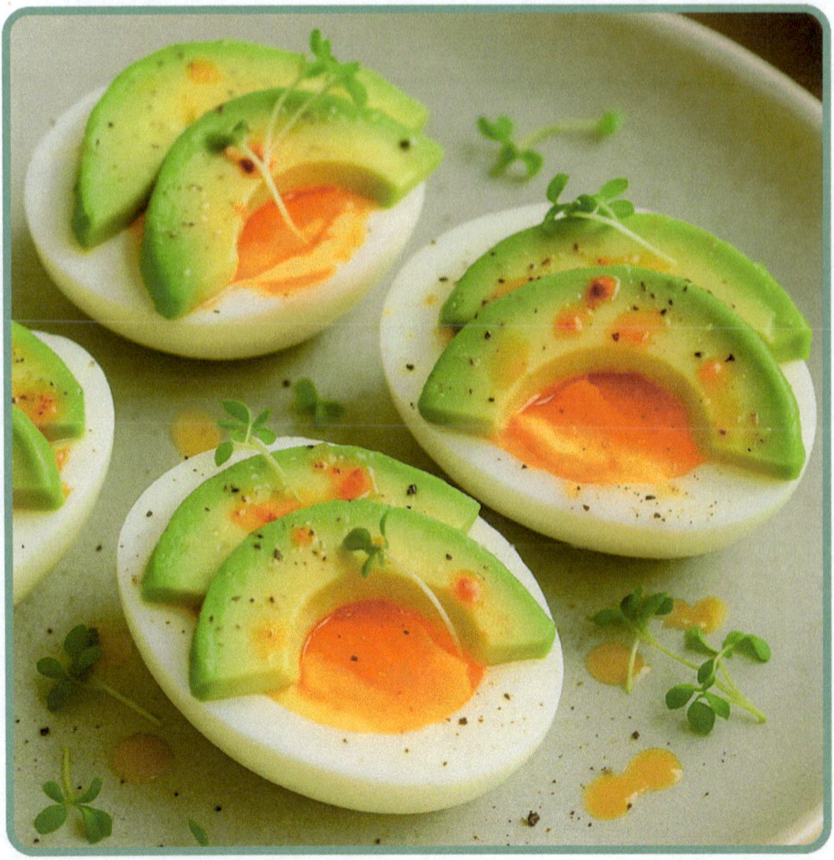

Alltagstipp: *Nimm dir bewusst fünf Minuten für dich – dieser Snack lässt sich achtsam genießen und bringt Ruhe in hektische Momente. Genieße diesen Snack frisch zubereitet – er ist schnell gemacht und ideal für den kleinen Energieschub zwischendurch.*

Mini-Frikadellen mit Haferflocken und Senfdip

Kräftig im Geschmack, auch kalt ein Genuss

🧠 ***ADHS-Impuls:*** *Eiweiß und gesunde Fette aus Fleisch und Haferflocken unterstützen die Botenstoffbildung.*

🥪 Snack | ⏱ 25 Min | 💡 sättigend

Zutaten für 2 Personen

Für die Frikadellen:

- ✅ 250 g Rinderhackfleisch
- ✅ 1 kleine Zwiebel
- ✅ 1 Knoblauchzehe
- ✅ 1 Ei
- ✅ 2 EL zarte Haferflocken
- ✅ 1 TL Senf
- ✅ 1 TL Paprikapulver, edelsüß
- ✅ Salz, Pfeffer
- ✅ Öl zum Braten

Für den Dip:

- ✅ 2 TL körniger Senf
- ✅ 2 TL Naturjoghurt
- ✅ 1 TL Honig

Zubereitung

1. Zwiebel fein würfeln, Knoblauch pressen.
2. Hackfleisch mit Ei, Haferflocken, Senf, Gewürzen, Zwiebel und Knoblauch gut vermengen.
3. Mit feuchten Händen kleine Frikadellen formen.

4. In einer beschichteten Pfanne in etwas Öl bei mittlerer Hitze ca. 6–8 Minuten rundum braten.
5. Für den Dip alle Zutaten glatt rühren und zu den warmen oder abgekühlten Frikadellen servieren.

Wirkstoffwissen: *Rindfleisch liefert Eisen und Vitamin B12 – beides essenziell für Konzentration und Energie. Hafer bringt zusätzlich Magnesium und langkettige Kohlenhydrate mit.*

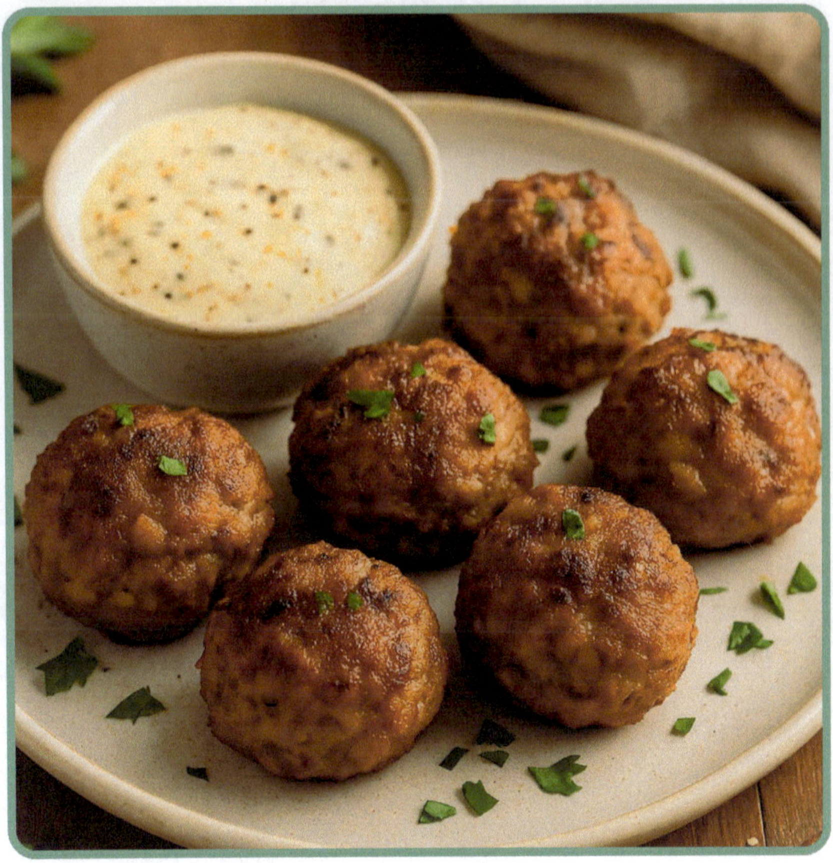

Alltagstipp: *Ideal für Meal Prep: Frikadellen kalt mitnehmen oder einfrieren und später frisch aufwärmen.*

Bunter Obstsalat mit Vanille-Joghurt-Dip

Fruchtig, erfrischend, mit natürlicher Süße

🧠 ***ADHS-Impuls:*** *Eiweiß, Fett und Schärfe – eine ideale Kombination, um Energie zu stabilisieren und das Gehirn sanft zu aktivieren.*

🥪 Snack | ⏱ 15 Min | 💡 belebend

Zutaten für 2 Personen

Für den Obstsalat:

- ✅ 6 Erdbeeren
- ✅ 1 Kiwi
- ✅ 1 kleine Banane
- ✅ 1 Handvoll helle Weintrauben
- ✅ 1 kleiner Apfel
- ✅ 1 TL Zitronensaft
- ✅ etwas gehackte Minze (optional)

Für den Joghurt-Dip:

- ✅ 100 g Naturjoghurt (oder pflanzlich)
- ✅ ½ TL Vanillemark oder Vanilleextrakt
- ✅ 1 TL Honig oder Ahornsirup

Zubereitung

1. Obst waschen, schälen und in mundgerechte Stücke schneiden. Apfelwürfel mit etwas Zitronensaft vermengen, damit sie nicht braun werden.
2. Alles in einer Schüssel vorsichtig vermengen und ggf. mit Minze verfeinern.

3. Für den Dip: Joghurt mit Vanille und Honig cremig verrühren.
4. Obstsalat mit einem Klecks Dip anrichten oder separat servieren.

Wirkstoffwissen: *Natürlicher Fruchtzucker kombiniert mit Joghurt liefert Energie, ohne zu überreizen. Ballaststoffe, Vitamin C und B-Vitamine aus dem Obst fördern Stimmung und Fokus.*

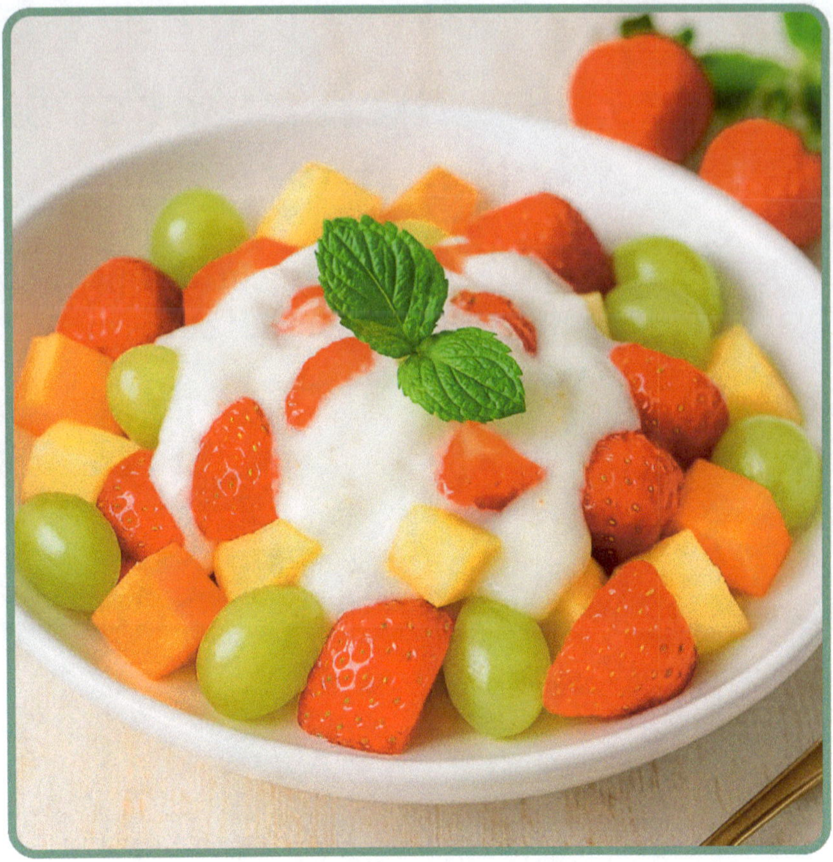

Alltagstipp: *Ideal als Frühstücksersatz, Snack für zwischendurch oder als leichtes Dessert.*

Zehntes KAPITEL

Süßes, das dich nicht aus der Bahn wirft

Warm, kalt, cremig oder fruchtig – mit Rezepten, die dich stärken statt stressen.

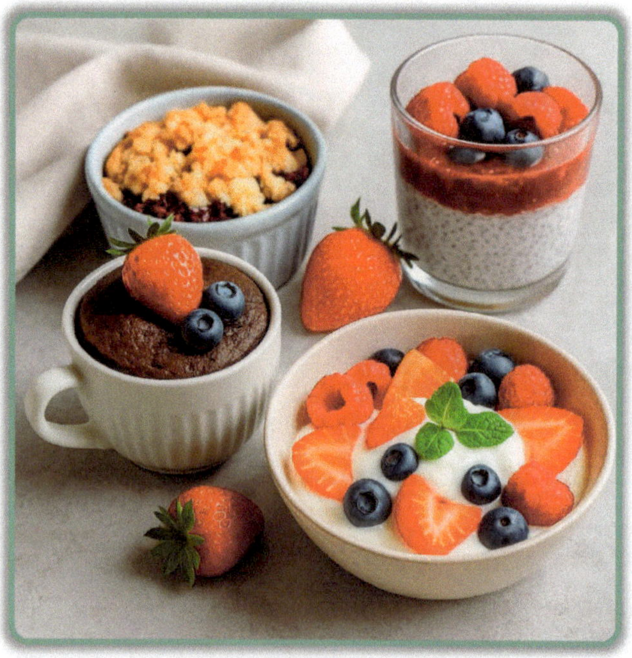

Manchmal brauchst du einfach etwas Süßes. Nicht, weil du dich belohnen musst, sondern weil dein Körper nach Ruhe ruft. Nach Stabilität. Nach einem kleinen Anker im Sturm.

In diesem Kapitel findest du genau das: Rezepte, die beruhigen statt pushen. Die dich nicht aufputschen – und dann abstürzen lassen –, sondern dich auffangen. Mit natürlichen Zutaten, mit ruhiger Energie, mit langsamen Kohlenhydraten und gesunden Fetten.

Gerade bei ADHS reagiert dein Nervensystem sensibel auf Zucker, schnelle Energie und abrupte Schwankungen. Das bedeutet nicht: kein Genuss. Sondern bewusster Genuss, der dich in Balance bringt.

Ob du dir morgens eine cremige Bowl machst, nachmittags einen saftigen Haferriegel genießt oder abends einen warmen Grießbrei mit Zimt – diese Süßspeisen sind kleine Kraftorte. Sie helfen dir, deinen Blutzucker sanft zu halten, den Fokus zu stabilisieren und dich wieder mit dir selbst zu verbinden.

Sie schmecken nicht nur. Sie tun dir gut. Und sie erinnern dich daran: Du darfst es dir leicht machen. Auch beim Essen.

Denn Süßes muss kein Fehler sein. Kein Kontrollverlust, kein schlechtes Gewissen. Es kann ein liebevolles Ja zu dir selbst sein.

Ein Moment von Weichheit, der nicht nach mehr schreit, sondern nach weniger Druck.

Diese Rezepte schenken dir genau das: Genuss ohne Reue, Energie ohne Absturz – und das gute Gefühl, gut für dich zu sorgen.

Gönn dir, was dich wirklich stärkt – ohne Crash, ohne Schuld. Einfach süß, einfach gut, einfach du.

Goldene Hirse mit Apfelstücken und Zimtcrunch

Wärmend, süß, wunderbar sättigend

🧠 ***ADHS-Impuls:*** *Hirse ist reich an Magnesium, Eisen und komplexen Kohlenhydraten – sie sorgt für stabile Energie ohne Crash und unterstützt die Konzentration.*

🍑 Süßspeise | | ⏱ 15 Min | 💡 ausgleichend

Zutaten für 2 Personen

- ✅ 80 g Hirse (fein oder mittelfein)
- ✅ 250 ml ungesüßte Pflanzenmilch (z. B. Hafer oder Mandel)
- ✅ 1 kleiner Apfel
- ✅ 1 EL Haferflocken
- ✅ 1 TL Kokosöl oder Butter
- ✅ ½ TL Zimt
- ✅ 1 TL Ahornsirup oder Honig (optional)
- ✅ Prise Salz

Zubereitung

1. Hirse gründlich mit heißem Wasser abspülen.
2. Mit Pflanzenmilch und einer Prise Salz in einem kleinen Topf aufkochen.
3. Apfel würfeln, die Hälfte direkt zur Hirse geben und ca. 10–12 Minuten bei niedriger Hitze köcheln lassen.
4. In einer Pfanne Haferflocken mit Kokosöl, Zimt und den restlichen Apfelstücken kurz anrösten – bis es duftet.
5. Hirse auf zwei Schalen verteilen.

6. Mit dem knusprigen Apfel-Zimt-Topping bestreuen und nach Belieben mit Ahornsirup verfeinern.

Wirkstoffwissen: *Hirse liefert viel Magnesium, Eisen und B-Vitamine – perfekt für dein Nervensystem. Apfel und Zimt sorgen für natürliche Süße, ohne den Blutzucker Achterbahn fahren zu lassen. Ein ruhiger, nährender Start in den Tag – oder ein warmes, süßes Abendritual.*

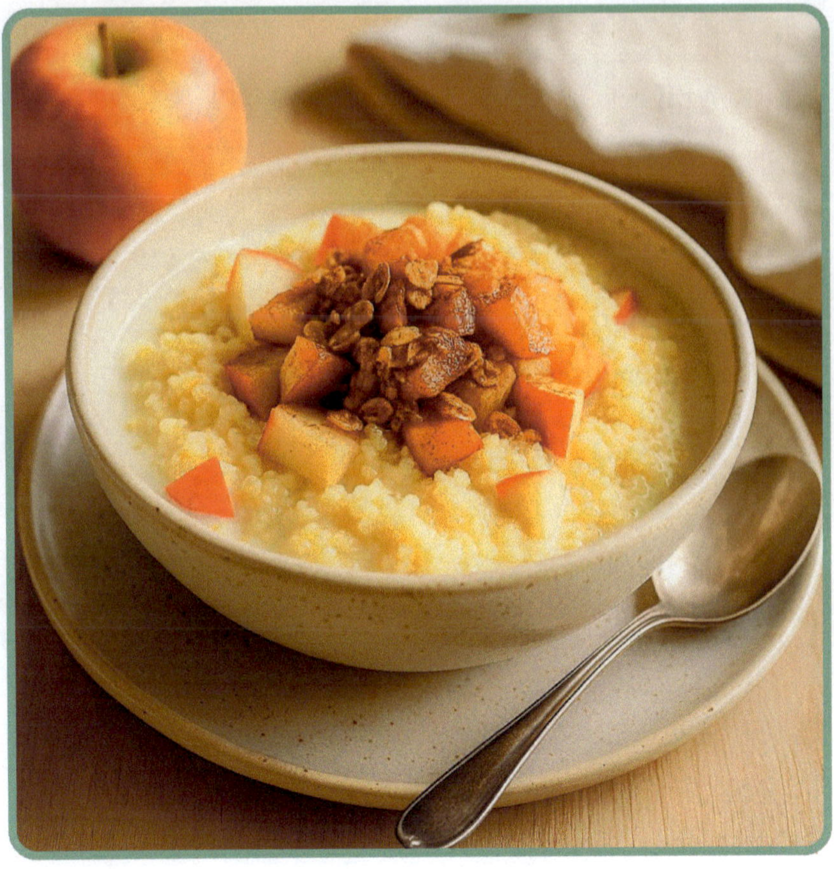

Alltagstipp: *Koche mehr Hirse vor – so hast du später blitzschnell eine warme Süßspeise oder ein herzhaftes Gericht.*

Ofen-Aprikosen mit Vanillequark und Mandelsplittern

Fruchtig, warm, cremig, knusprig

🧠 ***ADHS-Impuls:*** *Warme Süße beruhigt das Nervensystem – besonders am Nachmittag oder Abend.*

🍑 Süßspeise | | ⏱ 15 Min | 💡 beruhigend

Zutaten für 2 Personen

Für die Aprikosen:

- ✅ 4 reife Aprikosen
- ✅ 1 TL Honig
- ✅ 1 TL Kokosöl

Für den Quark:

- ✅ 200 g Vanillequark (oder pflanzliche Alternative)
- ✅ 1 TL Zitronensaft

Topping:

- ✅ 1 EL gehobelte Mandeln
- ✅ 1 Prise Zimt

Zubereitung

1. Backofen auf 180 °C (Ober-/Unterhitze) vorheizen.
2. Aprikosen halbieren, entsteinen und mit der Schnittfläche nach oben in eine kleine ofenfeste Form legen.
3. Mit Honig beträufeln, Kokosöl in kleinen Klecksen darüber geben.
4. Etwa 12–15 Minuten im Ofen backen, bis sie weich und leicht karamellisiert sind.

5. Quark mit Zitronensaft cremig rühren.
6. Mandeln ohne Fett in einer Pfanne leicht rösten.
7. Die warmen Aprikosen mit Vanillequark anrichten, mit Mandeln und Zimt bestreuen.

Wirkstoffwissen: *Aprikosen liefern Beta-Carotin für Zellschutz, Mandeln sättigen langanhaltend durch gesunde Fette.*

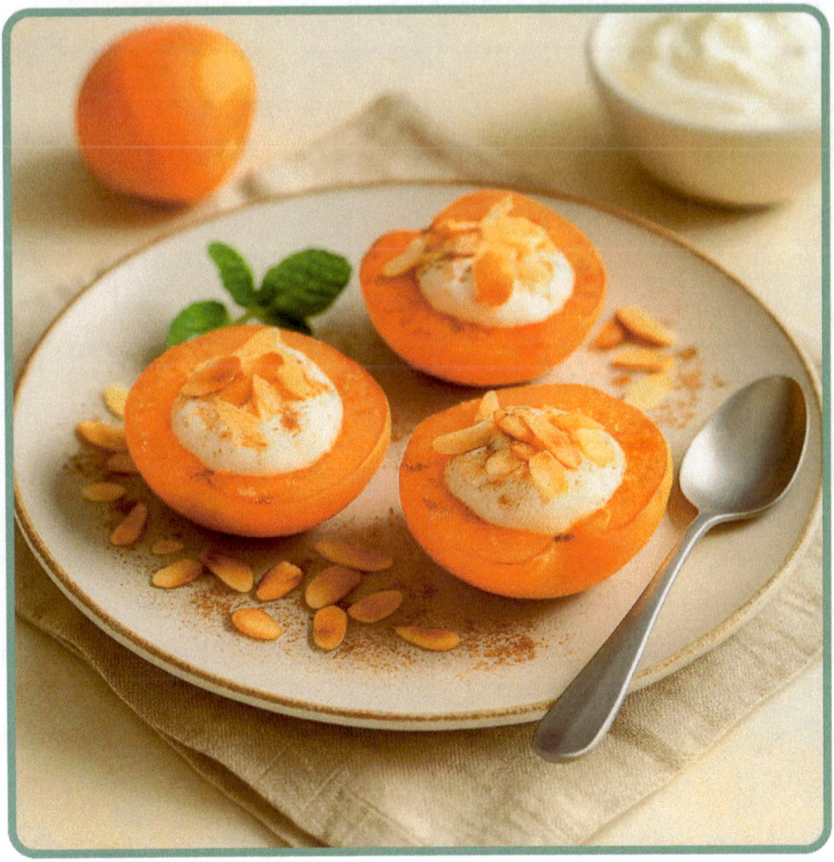

Alltagstipp: *Bereite die Aprikosen am Vortag vor – sie schmecken auch kalt hervorragend als süßer Abschluss deiner Lunchbox.*

Joghurt-Bowl mit Himbeeren, Chiasamen und Nusscrunch

Kühlend, frisch und nährstoffreich

🧠 ***ADHS-Impuls:*** *Diese Bowl ist leicht, sättigend und liefert dir eine Kombination aus Eiweiß, gesunden Fetten und Antioxidantien – perfekt für den Nachmittag, wenn dein Kopf frische Energie braucht.*

🍑 Süßspeise | | ⏱ 10 Min | 💡 energetisierend

Zutaten für 2 Personen

- ✅ 300 g Naturjoghurt (oder pflanzliche Alternative)
- ✅ 1 Handvoll frische Himbeeren
- ✅ 1 EL Chiasamen
- ✅ 1 EL gehackte Walnüsse oder Haselnüsse
- ✅ 1 Prise Zimt
- ✅ Optional: 1 TL Honig oder Ahornsirup

Zubereitung

1. Joghurt cremig rühren und auf zwei Schalen verteilen.
2. Himbeeren waschen, vorsichtig trockentupfen und auf dem Joghurt anrichten.
3. Mit Chiasamen, Nüssen und Zimt bestreuen. Nach Belieben süßen.
4. Sofort servieren oder für 10 Minuten quellen lassen.

Wirkstoffwissen: *Chiasamen enthalten Omega-3-Fettsäuren, die dein Nervensystem unterstützen, während Himbeeren reich an Vitamin C und Ballaststoffen sind. Joghurt liefert hochwertiges Eiweiß und Calcium – ideal für deine Konzentration.*

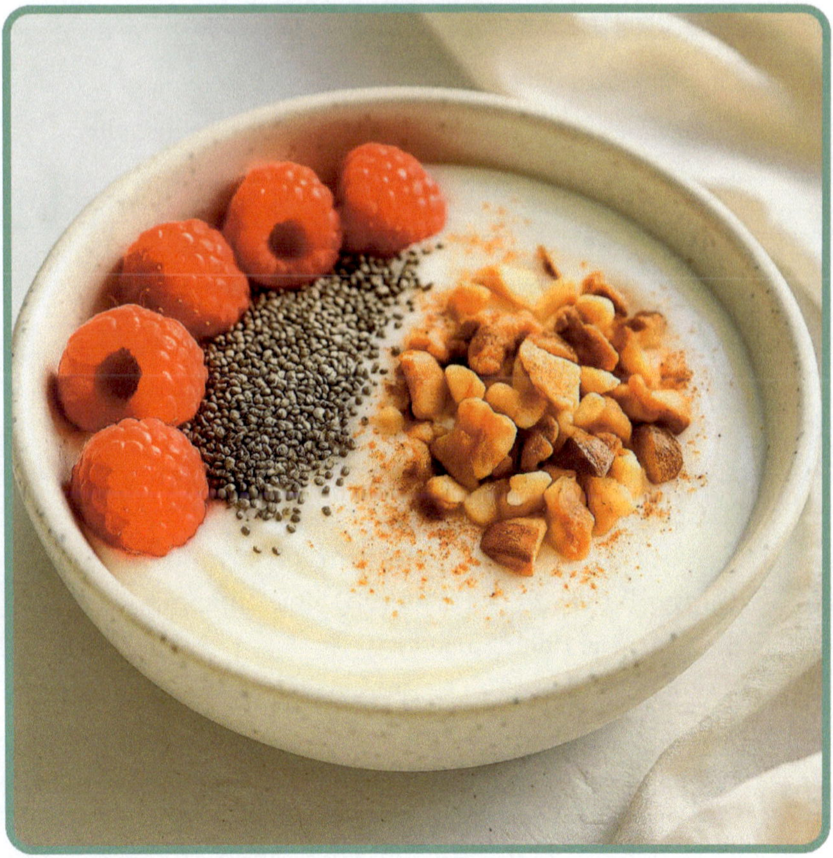

Alltagstipp: *Wenn du morgens wenig Zeit hast, bereite dir deine Bowl am Vorabend zu. Gib Joghurt, Chiasamen und Beeren in ein Schraubglas, stelle es in den Kühlschrank und toppe es morgens nur noch mit Nüssen. So sparst du Zeit – und startest nährstoffreich und stabil in den Tag. Ideal auch zum Mitnehmen ins Büro oder auf Reisen.*

Kokos-Hafer-Schichtdessert mit Beeren und Nüssen

Cremig, fruchtig, mit leichtem Crunch

🧠 ***ADHS-Impuls:*** *Chia-Samen wirken wie kleine Konzentrationshelfer: Sie liefern langanhaltende Energie durch gesunde Fette, pflanzliches Eiweiß und Ballaststoffe. Die Kombination mit Kokosmilch beruhigt dein Nervensystem.*

🍑 Süßspeise | | ⏱ 15 Min | 💡 beruhigend

Zutaten für 2 Personen

- ✅ 300 ml ungesüßte Kokosmilch (aus dem Kühlregal, nicht aus der Dose)
- ✅ 3 EL feine Haferflocken
- ✅ 1 TL Chiasamen
- ✅ 1 TL Ahornsirup oder Dattelsirup (optional)
- ✅ 1 Handvoll Beeren (Himbeeren, Heidelbeeren, Erdbeeren – je nach Saison)
- ✅ 2 EL gehackte Haselnüsse oder Walnüsse
- ✅ Etwas Zimt

Zubereitung

1. Kokosmilch mit Haferflocken, Chiasamen und Sirup verrühren, 10 Minuten quellen lassen.
2. Beeren waschen und evtl. klein schneiden.
3. In zwei Gläsern abwechselnd die Kokos-Hafer-Masse, Beeren und Nüsse schichten.
4. Mit Beeren und einem Hauch Zimt garnieren. Kalt oder bei Zimmertemperatur servieren.

🌿 ***Wirkstoffwissen:*** *Haferflocken versorgen dich mit B-Vitaminen und Magnesium für dein Nervensystem. Kokosmilch liefert gesunde Fette, die lange sättigen. Die Beeren liefern antioxidative Pflanzenstoffe, die deine Zellen schützen – auch im Kopf.*

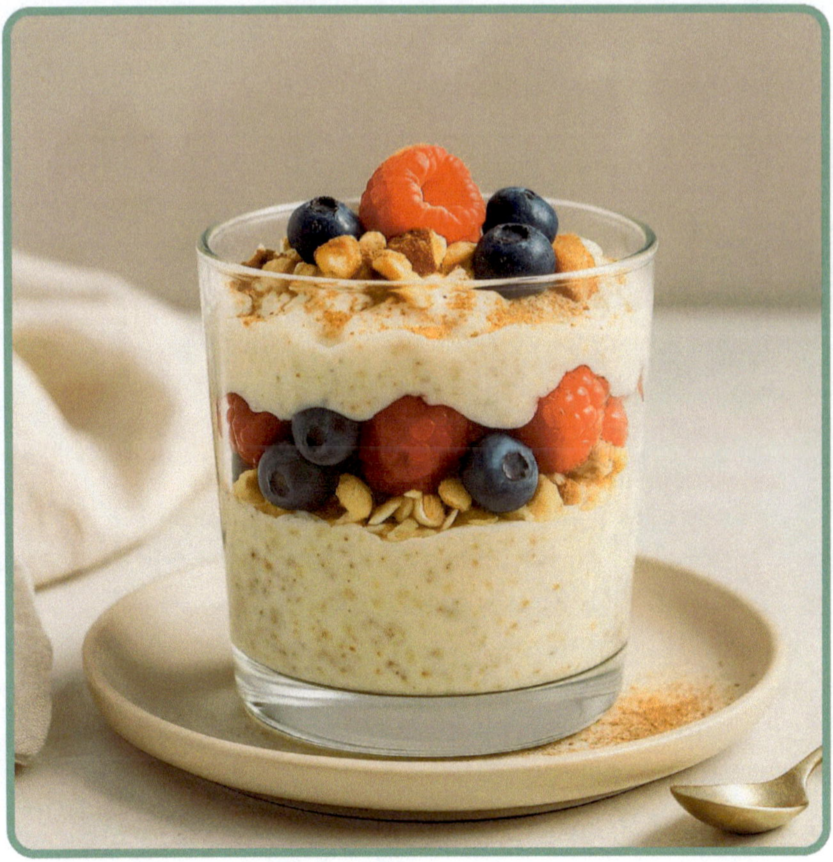

🧭 ***Alltagstipp:*** *Bereite die Schichten am Vorabend vor – besonders bei Reizüberflutung ist es beruhigend, morgens oder nachmittags einfach zu einem fertigen Glas zu greifen. Kein Denken, kein Planen. Nur Genuss.*

Schoko-Avocado-Creme mit Datteln und Kakaonibs

Cremig, schokoladig, ganz ohne Zucker

🧠 ***ADHS-Impuls:*** *Diese Creme liefert gesunde Fette, Magnesium und natürliche Süße – ideal gegen Reizbarkeit oder Heißhunger. Der Kakao wirkt stimmungsaufhellend, die Datteln stabilisieren sanft den Blutzucker.*

🍑 Süßspeise | ⏱ 10 Min | 💡 sinnlich

Zutaten für 2 Personen

- ✅ 1 reife Avocado
- ✅ 4 weiche Datteln (entsteint)
- ✅ 2 EL Kakaopulver (ungesüßt)
- ✅ 50–75 ml Pflanzenmilch (z. B. Haferdrink)
- ✅ 1 Prise Salz
- ✅ Optional: ½ TL Vanilleextrakt oder Zimt
- ✅ Topping: 1 TL Kakaonibs oder gehackte Nüsse

Zubereitung

1. Avocado halbieren, entkernen und das Fruchtfleisch in einen Mixer geben.
2. Datteln grob hacken und zusammen mit dem Kakaopulver, einer Prise Salz und der Pflanzenmilch zur Avocado geben.
3. Alles fein pürieren, bis eine glatte, cremige Masse entsteht.
4. Optional mit Vanille oder Zimt abschmecken.
5. In Gläser füllen, mit Kakaonibs bestreuen.

6. Direkt servieren – oder gekühlt genießen.

🌿 ***Wirkstoffwissen:*** *Avocados liefern Omega-9-Fettsäuren und Vitamin B6 – beides wichtig für die Reizweiterleitung im Gehirn. Kakao enthält Theobromin, das wach und gleichzeitig ruhig machen kann.*

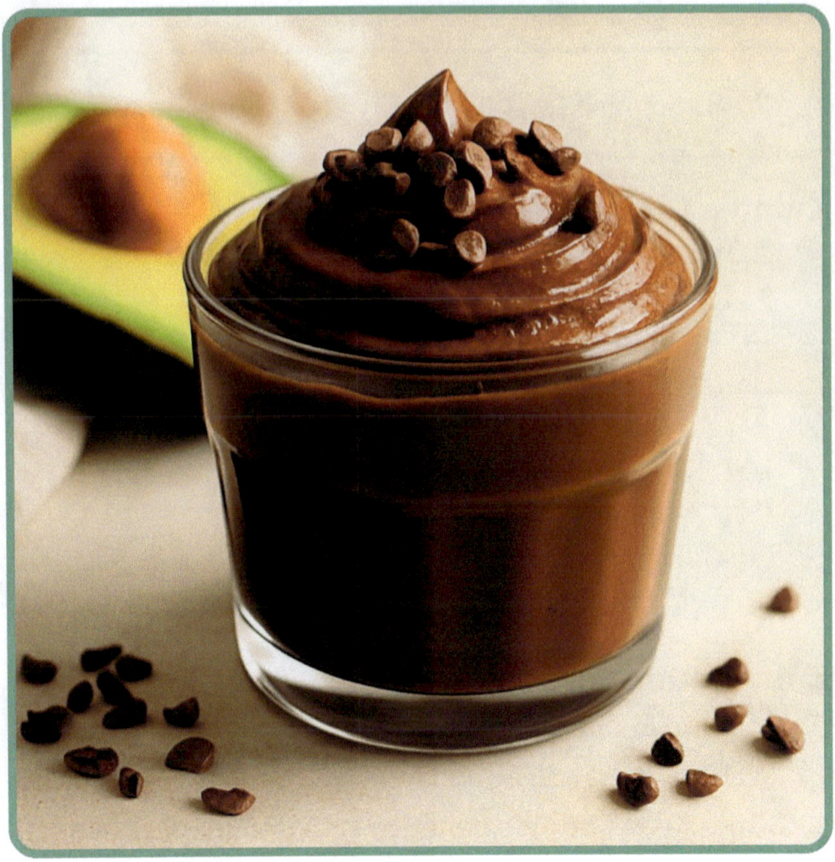

🧭 ***Alltagstipp:*** *Wenn du abends Lust auf Schokolade bekommst: Bereite dir diese Creme morgens vor. Gekühlt schmeckt sie noch besser – und du hast eine gesunde Alternative griffbereit.*

Erdbeer-Kokos-Chia-Pudding mit Minze

Fruchtig-leicht und voller Frische

🧠 ***ADHS-Impuls:*** *Dieser Snack kombiniert sanfte Energie aus Chiasamen mit Erdbeerfrische und guten Fetten. Die Kombination unterstützt Fokus und Sättigung – ohne Schwankungen.*

🍑 Süßspeise | | ⏱ 10 Min | 💡 erfrischend

Zutaten für 2 Personen

- ✅ 200 ml Kokosmilch (aus dem Kühlregal)
- ✅ 3 EL Chiasamen
- ✅ 1–2 TL Süße nach Wahl (z. B. Ahornsirup, Honig oder Dattelsirup)
- ✅ 100 g frische Erdbeeren
- ✅ 1 EL Kokosjoghurt
- ✅ 1 TL Zitronensaft
- ✅ Frische Minze
- ✅ Kokoschips und gefriergetrocknete Erdbeeren zur Deko

Zubereitung

1. Chiasamen mit Kokosmilch und 1–2 TL Süße deiner Wahl (z. B. Dattelsirup, Honig oder Erythrit) verrühren.
2. Mindestens 2 Stunden quellen lassen (oder über Nacht).
3. Erdbeeren waschen und mit Zitronensaft pürieren.
4. In Gläsern zuerst den Pudding, dann das Püree und etwas Kokosjoghurt schichten.
5. Mit Kokosraspeln und zerbröselten gefriergetrockneten Erdbeeren und Minzblättern garnieren.

Wirkstoffwissen: *Chiasamen liefern Omega-3-Fettsäuren und Ballaststoffe. Erdbeeren punkten mit Vitamin C und Antioxidantien, die dein Nervensystem schützen.*

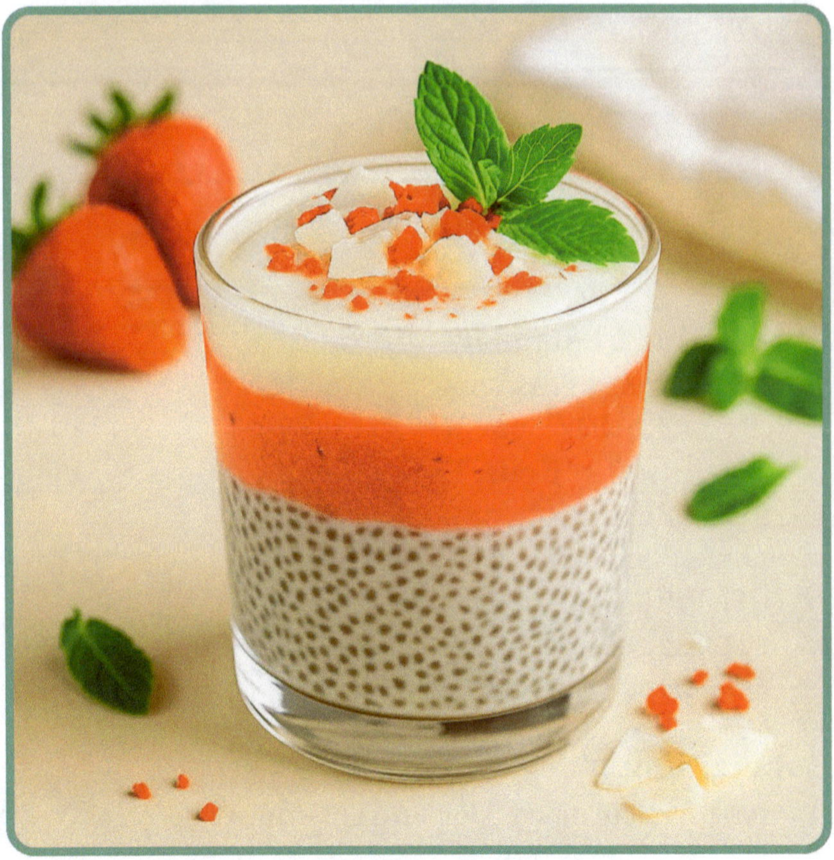

Alltagstipp: *Mach den Pudding abends und überrasche dich morgens selbst. Die farbenfrohe Schichtung wirkt wie ein Stimmungsaufheller im Glas.*

Grießbrei mit Zimtpflaumen und Walnüssen

Wärmend, süß und sättigend – ideal für abends

🧠 ***ADHS-Impuls:*** *Die Wärme, die fruchtige Süße der Pflaumen und das Fett der Walnüsse helfen deinem Nervensystem, zur Ruhe zu kommen.*

🍑 Süßspeise | | ⏱ 15 Min | 💡 beruhigend

Zutaten für 2 Personen

- ✅ 400 ml Haferdrink
- ✅ 60 g Weichweizengrieß
- ✅ 1 TL Ahornsirup oder Honig
- ✅ 1 Prise Zimt
- ✅ 4 reife Pflaumen
- ✅ 1 TL Zitronensaft
- ✅ 1 TL Kokosöl
- ✅ 1 Handvoll Walnüsse

Zubereitung

1. Haferdrink in einem kleinen Topf erhitzen.
2. Den Grieß unter Rühren einrieseln lassen.
3. Bei kleiner Hitze 3–5 Minuten köcheln, bis der Brei cremig ist.
4. Mit Ahornsirup und Zimt abschmecken oder weglassen, wenn du es purer magst.
5. Pflaumen entkernen, in Spalten schneiden und mit Zitronensaft und Kokosöl 2–3 Minuten leicht anbraten.
6. Brei in Schalen füllen.

7. Pflaumen und gehackte Walnüsse darauf verteilen.

Wirkstoffwissen: *Pflaumen liefern Polyphenole, die entzündungshemmend wirken. Zimt kann deinen Blutzucker sanft regulieren. Walnüsse versorgen dich mit pflanzlichem Omega-3 – wichtig für Fokus und Reizverarbeitung.*

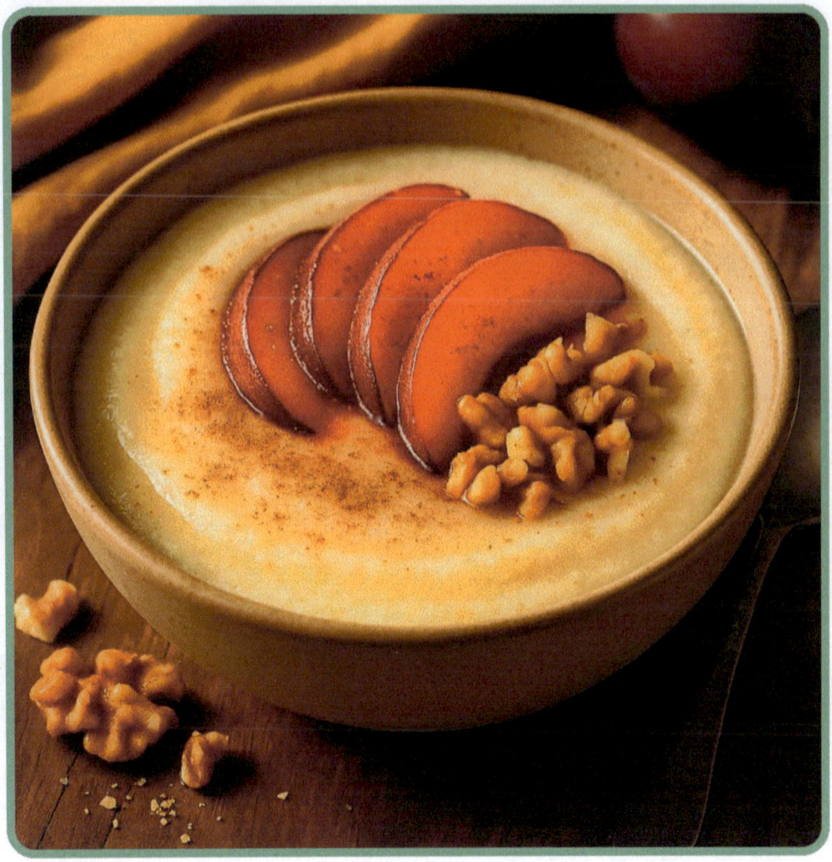

Alltagstipp: *Bereite dir den Brei auch als „süßes Abendessen" zu – besonders, wenn dich Heißhunger überkommt. Du kannst ihn im Glas mitnehmen oder kurz aufwärmen, wenn du später noch einen beruhigenden Snack brauchst.*

Ofen-Birne mit Ziegenfrischkäse und Walnüssen

Warmes Dessert mit süß-salzigem Twist

🧠 ***ADHS-Impuls:*** *Süß, aber nicht zuckrig. Wärmend, aber nicht schwer. Die Kombination aus Frucht, Fett und Eiweiß beruhigt dein Nervensystem.*

🍑 Süßspeise | | ⏱ 20 Min | 💡 ausgewogen

Zutaten für 2 Personen

- ✅ 2 reife Birnen
- ✅ 60 g Ziegenfrischkäse
- ✅ 1 TL Honig
- ✅ 1 EL Walnüsse (gehackt)
- ✅ Frischer Thymian (optional)
- ✅ Etwas Zitronensaft
- ✅ Butter für die Form

Zubereitung

1. Ofen auf 180 °C Ober-/Unterhitze vorheizen.
2. Birnen halbieren, entkernen, mit etwas Zitronensaft beträufeln.
3. Eine kleine Auflaufform mit Butter einfetten und die Birnen hineingeben.
4. In die Mulden etwas Ziegenfrischkäse geben, mit Honig beträufeln und Walnüsse darüberstreuen.
5. Nach Wunsch mit frischem Thymian toppen.
6. Ca. 15 Minuten backen, bis die Birnen weich sind und der Käse leicht schmilzt.

*🌿 **Wirkstoffwissen:** Birnen liefern Ballaststoffe und Antioxidantien, Ziegenkäse ist gut verdaulich und eiweißreich. Walnüsse enthalten Alpha-Linolensäure – ein wertvolles Omega-3 für deine kognitive Balance.*

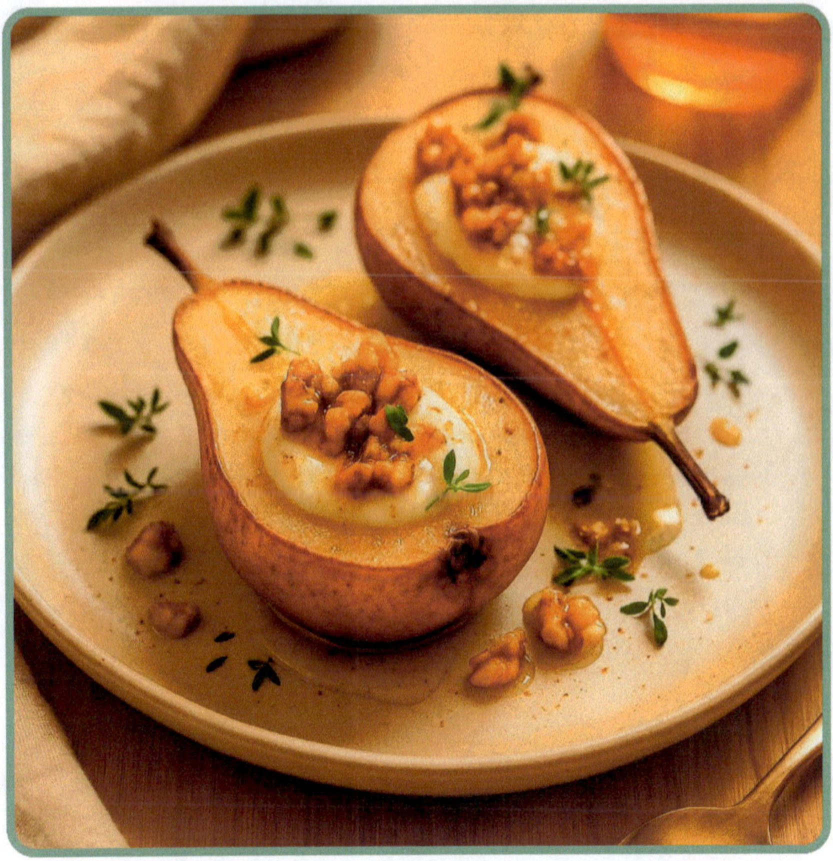

*🧭 **Alltagstipp:** Diese Süßspeise gelingt auch spontan: Du brauchst nur vier Zutaten. Perfekt, wenn dich der Heißhunger überrascht – aber du etwas Besseres willst als Schokoriegel.*

Quarkcreme mit Beeren und Knuspercrunch

Fruchtig, sättigend, blitzschnell serviert

🧠 ***ADHS-Impuls:** Der Quark liefert Eiweiß für dein Nervensystem, die Beeren schützen deine Zellen – und der warme Nusscrunch macht aus dem Snack eine kleine vollwertige Mahlzeit.*

🍑 Süßspeise | | ⏱ 10 Min | 💡 stärkend

Zutaten für 2 Personen

- ✅ 250 g Magerquark oder pflanzliche Quarkalternative
- ✅ 1 TL Ahornsirup oder Honig
- ✅ 1 Handvoll frische Himbeeren oder Blaubeeren
- ✅ 2 EL gehackte Mandeln oder Haselnüsse
- ✅ 1 TL Kokosöl
- ✅ 1 Prise Zimt
- ✅ Etwas Zitronenabrieb

Zubereitung

1. Quark mit Süße und Zitronenabrieb glatt rühren.
2. Nüsse mit Zimt und Kokosöl in einer Pfanne kurz rösten.
3. Beeren waschen, vorsichtig abtropfen lassen.
4. Quarkcreme in Schalen füllen, Beeren darauf geben und mit dem warmen Crunch bestreuen.

__Wirkstoffwissen:__ Beeren enthalten sekundäre Pflanzenstoffe wie Anthocyane, die entzündungshemmend wirken. Der Quark liefert Tryptophan – eine Vorstufe von Serotonin. Und der Nusscrunch schenkt dir gute Fette und Biss.

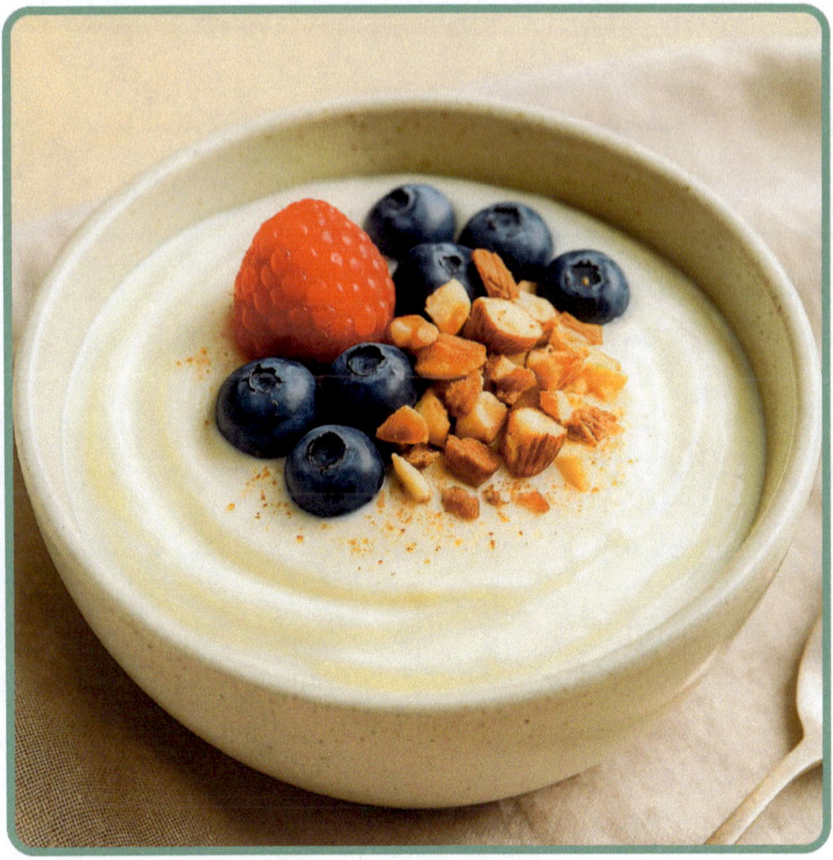

__Alltagstipp:__ Die Creme lässt sich super vorbereiten – und schmeckt auch als Frühstück, Snack oder Dessert. Im Glas geschichtet wird sie sogar zum Mitnahme-Favorit.

Dattel-Kokos-Bällchen mit Cashews

Energie für zwischendurch – ohne Zuckercrash

🧠 ***ADHS-Impuls:*** *Die Kombination aus natürlichen Süßmachern, gesunden Fetten und Mineralstoffen hilft dir, in Reizmomenten nicht zum Schokoriegel zu greifen – sondern bewusst für dich zu sorgen.*

🍑 Süßspeise | | ⏱ 15 Min | 💡 wohltuend

Zutaten für 2 Personen

- ✅ 100 g entsteinte Datteln (am besten Medjool)
- ✅ 50 g Cashewkerne
- ✅ 2 EL Kokosraspeln (+ etwas extra zum Wälzen)
- ✅ 1 TL Kakaopulver (optional)
- ✅ 1 Prise Salz
- ✅ 1 TL Kokosöl oder Mandelmus

Zubereitung

1. Cashewkerne im Mixer grob zerkleinern.
2. Datteln grob hacken und mit den restlichen Zutaten hinzufügen.
3. Alles zu einer formbaren Masse mixen – ggf. etwas Wasser oder Öl ergänzen.
4. Aus der Masse kleine Bällchen formen und in Kokosraspeln wälzen.
5. Im Kühlschrank fest werden lassen. Hält luftdicht verpackt mehrere Tage.

Wirkstoffwissen: *Datteln enthalten natürliche Glukose und Kalium – beides fördert die Konzentration. Cashews liefern Magnesium, das bei innerer Unruhe helfen kann. Die Kokosraspel sorgen für sättigende Ballaststoffe.*

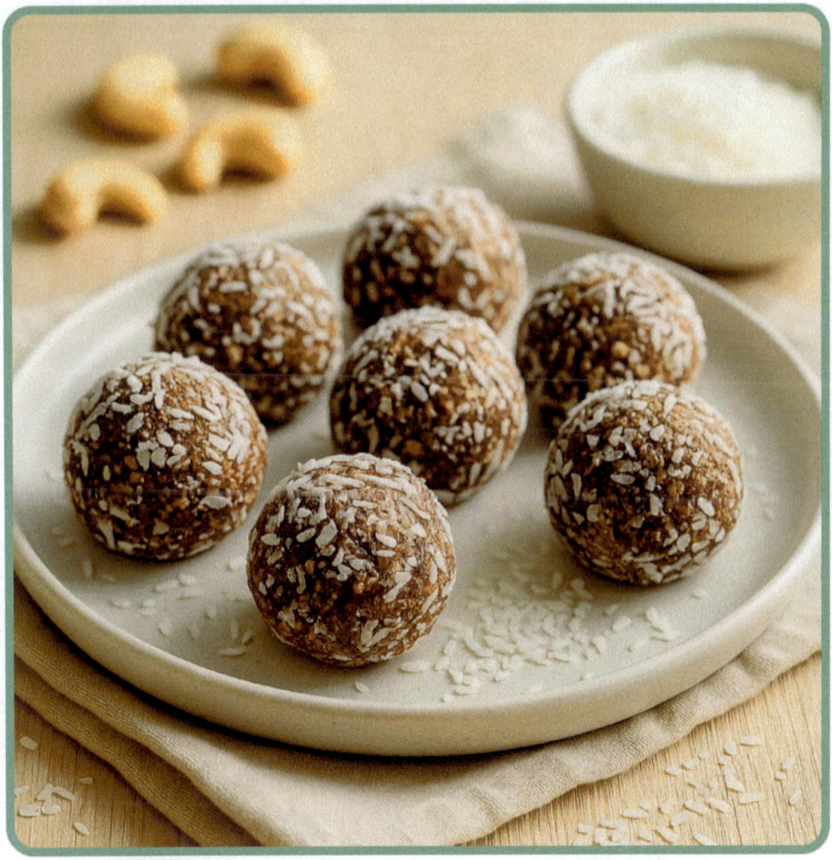

Alltagstipp: *Ideal für unterwegs, im Büro oder als kleiner Notfall-Snack. Du kannst die Bällchen auch einfrieren und nach Bedarf auftauen – so hast du immer eine Portion Gelassenheit griffbereit.*

Elftes KAPITEL

Du bist mehr als dein Essverhalten

Wie du deinen Wert jenseits von Kontrolle, Regeln und ‚Richtigessen' wiederfindest

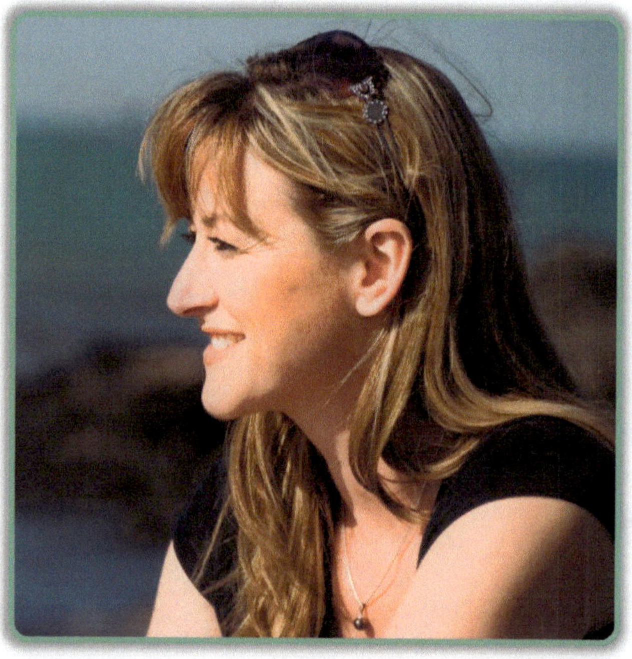

Wenn du denkst, du müsstest anders sein

Manchmal vergisst du, wer du wirklich bist.

Du siehst den ungesunden Snack, nicht deinen Mut, weiterzumachen. Du siehst die drei Toastscheiben zum Abendessen – nicht die tausend Gedanken, die dich müde gemacht haben.

Du fühlst dich schwach, weil du es heute „nicht geschafft“ hast. Und morgen vielleicht auch nicht.

ADHS wirbelt alles durcheinander: Termine, Gefühle, Hunger.

Es ist nicht, dass du zu wenig willst. Es ist oft einfach zu viel. Und dieses Zuviel frisst sich manchmal auch durch deinen Selbstwert.

Weil du glaubst, du müsstest es doch „hinbekommen“. Struktur. Kontrolle. Disziplin.

Aber was, wenn es gar nicht darum geht, perfekt zu essen?

Was, wenn es darum geht, dich selbst wieder zu spüren – jenseits aller Regeln?

Dieses Buch endet nicht mit einem Plan. Sondern mit einer Erinnerung: Du bist nicht dein Essverhalten. Nicht dein Einkaufszettel. Nicht dein Kalorienkonto. Du bist du – und das ist genug.

Dein Wert hängt nicht an deinem Teller

Vielleicht denkst du, du müsstest mehr Kontrolle haben. Dass andere es besser können. Dass du einfach zu chaotisch bist. Aber du bist nicht falsch. Du funktionierst nur anders.

Dein Essverhalten ist kein Beweis für Stärke oder Schwäche.

Nicht jeder Rückfall ist ein Drama. Nicht jeder Salat eine

Heldentat. Du brauchst keine App, um dir zu sagen, dass du gut genug bist. Du brauchst dich. Mit allem, was du bist.

Ernährung ist kein Maßstab für deinen Wert. Sie ist ein Werkzeug. Sie kann dich stützen. Aber sie darf dich nicht definieren. ADHS bedeutet: Deine Routinen sehen anders aus.

Aber auch: Du darfst eigene Regeln aufstellen. Und sie wieder kippen, wenn sie nicht mehr passen.

Kleine Schritte, große Wirkung

Du hast nicht versagt, wenn du abends erschöpft bist und dir Tiefkühlreis machst.

Du brauchst keine Scham dafür – nur Mitgefühl. Für dich. Für den Tag, der zu viel war. Für das Leben, das nicht nach Plan verläuft. Es ist keine Niederlage, wenn dir manchmal nur das Nötigste gelingt. Es ist ein Zeichen, dass du versuchst, dich irgendwie durch diesen Moment zu tragen.

Und du hast auch nicht „gewonnen", wenn du fünf Tage lang perfekt gegessen hast, aber innerlich leer bist. Wenn du jedes Gramm Zucker vermeidest, aber den Geschmack von Leichtigkeit verlierst.

Ernährung darf dich stärken – aber sie darf dich nicht gefangen nehmen. Du musst nichts beweisen. Nicht dir. Nicht anderen.

Denn was wirklich zählt, passt in keine Tabelle. Es ist nicht messbar in Kalorien oder Clean-Eating-Tagen.

Es ist das Gefühl, mit dir selbst sanfter zu werden. Ein bisschen mehr Verständnis.

Ein bisschen mehr Ruhe im Kopf. Ein bisschen mehr Wärme im Bauch – nicht nur vom Essen, sondern vom Umgang mit dir. Wenn du heute eine Mahlzeit hattest, die dir gutgetan hat – wunderbar. Lass sie in dir wirken. Nicht als Erfolg, sondern als Erfahrung.

Und wenn du morgen stolperst, dann fang nicht neu an. Du musst nicht bei Tag 1 beginnen.

Mach einfach weiter. Nicht perfekt. Nicht fehlerfrei. Sondern mittendrin – in deinem echten Leben. Denn du bist kein Projekt, das man planen, optimieren und kontrollieren kann.

Du bist ein Mensch. Und das ist Grund genug, dir selbst freundlich zu begegnen.

Du darfst es auf deine Weise tun

Du musst nicht mehr die sein, die sich jedes Mal überfordert, nur um allem gerecht zu werden.

Du darfst langsamer machen. Fehler machen. Pausen machen.

Und ja – du darfst essen, was dir wirklich guttut. Nicht was ein Plan sagt. Sondern was dein Körper braucht. Was deine Seele beruhigt. Was dich versorgt, ohne dich zu überfordern.

Denn bei ADHS ist Ernährung nicht nur eine Frage von Nährwerten. Es ist eine tägliche Entscheidung zwischen Chaos und Struktur, zwischen Erschöpfung und Selbstfürsorge. Du kämpfst nicht gegen den Hunger – du kämpfst oft gegen Reizflut, Entscheidungsmüdigkeit und Perfektionismus. Und trotzdem bist du hier. Du liest dieses Buch, du suchst nach Wegen, die zu dir passen. Das zählt. Mehr als du denkst.

Vielleicht wird es keine lineare Veränderung. Vielleicht wird es wackelig, laut, unordentlich.

Aber es wird deins sein. Und du wirst merken: Es geht nicht

darum, alles zu kontrollieren. Es geht darum, dich nicht zu verlieren.

Wenn du in deinem Rhythmus isst. Wenn du einfache Gerichte findest, die dich stärken. Wenn du verstehst, warum dein Körper manchmal aus dem Takt gerät – dann beginnst du, dir zu vertrauen. Schritt für Schritt. Mahlzeit für Mahlzeit. Entscheidung für Entscheidung.

Es darf leicht werden – und gut

Ernährung muss kein Kraftakt sein. Kein täglicher Kampf, den du gewinnen oder verlieren kannst. Sie darf wieder etwas sein, das dich nährt – nicht nur körperlich, sondern auch emotional. Etwas, das nicht noch mehr Druck macht, sondern dich entlastet.

Vielleicht fühlst du dich oft zerrissen zwischen Hunger und Müdigkeit, zwischen Lust und schlechtem Gewissen.

Vielleicht war Essen für dich lange ein Mittel zum Funktionieren – nie wirklich verbunden mit Genuss.

Aber du darfst jetzt neu wählen. Neu entdecken. Neu gestalten.

Es braucht keine Superfoods, keine Pläne mit zehn Regeln, keine ständige Selbstoptimierung.

Was du brauchst, ist das Gefühl: Ich sorge für mich. Nicht perfekt. Aber ehrlich.

Dieses Buch war nie dafür gedacht, dich zu verbessern. Es war da, um dich zu begleiten. Dir etwas zu geben, das leicht in deinen Alltag passt. Ohne Überforderung. Ohne Schuld.

Mit Rezepten, die dich nicht nur ernähren, sondern auch erinnern:

Du bist wertvoll. Du bist nicht falsch. Und du musst nichts

leisten, um für dich sorgen zu dürfen. Es darf gut schmecken. Es darf leicht gehen. Und es darf dir guttun – genau so, wie du gerade bist.

Vielleicht spürst du jetzt einfach nur: Ich bin nicht allein. Vielleicht reicht es dir gerade, dich verstanden zu wissen – ohne gleich etwas ändern zu müssen. Und das ist vollkommen okay.

Dieses Buch war nie dafür da, dich anzutreiben. Es wollte dich erinnern. An dich. An das, was du brauchst. Und an das, was möglich ist, wenn du beginnst, dir selbst liebevoller zu begegnen.

Wenn du neugierig bist, wie sich das im Alltag anfühlen kann – ganz ohne Druck, ohne Perfektion, aber mit kleinen, echten Impulsen – dann wartet im nächsten Kapitel ein leiser Anfang auf dich.

Kein Plan, der dich bewertet. Keine Liste, die du abarbeiten musst. Sondern eine Einladung: Dich drei Tage lang ein bisschen bewusster zu begleiten. Zu spüren, was dir guttut. Zu merken, was dir schwerfällt. Und dich dabei nicht zu verurteilen – sondern zu begleiten.

Nicht perfekt. Sondern menschlich. In deinem Tempo. In deinem echten Leben. So wie du bist. Genau damit fängt Veränderung an.

Du musst nichts beweisen. Nicht heute, nicht morgen. Aber du darfst dich neu entscheiden – immer wieder. Für mehr Leichtigkeit. Für eine Stimme in dir, die freundlich ist. Für kleine Schritte, die sich gut anfühlen.

Du bist nicht hier, um perfekt zu funktionieren. Du bist hier, um gut für dich zu sorgen. Es darf einfach sein. Es darf sanft beginnen. Und es darf bei dir selbst anfangen – genau jetzt.

Zwölftes KAPITEL

Der sanfte Anfang – dein 3-Tage-Plan

Ein sanfter Plan für mehr Klarheit, Ruhe und Verbindung

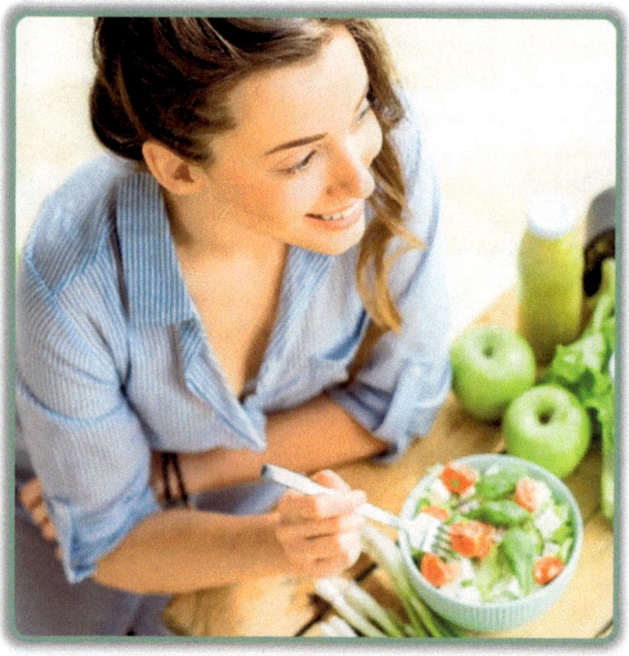

Dein sanfter Anfang – ein 3-Tage-Plan, der zu dir passt

Du musst nichts ändern, um hier richtig zu sein. Vielleicht hast du dieses Buch gelesen und zum ersten Mal gespürt: Ich bin nicht allein mit meinem Chaos. Es gibt Worte für das, was ich erlebe. Und vielleicht reicht das schon.

Aber wenn in dir ein leiser Wunsch auftaucht, Dinge anders zu machen – ohne Druck, ohne Perfektion – dann lade ich dich ein: Gönn dir drei Tage. Drei Tage, die nicht funktionieren müssen, sondern dich begleiten dürfen. In deinem Tempo. In deinem echten Leben.

Alle Rezepte in diesem Plan liefern dir die Nährstoffe, die dein Gehirn braucht, ohne dich zu überfordern – mit Fokus auf Proteinen, gesunden Fetten und komplexen Kohlenhydraten

Tag 1 – Einfach starten

Der erste Tag ist nicht der Anfang einer Diät. Es ist der Moment, an dem du dir selbst zuhörst. Wie geht es dir heute wirklich? Was brauchst du – körperlich, emotional, mental?

Vielleicht startest du den Tag mit einer warmen Schale:

Warmes Hirse-Frühstück mit Banane & Zimt *(S. 40)*

Sie macht nicht nur satt, sondern auch ruhig. Die Wärme, die Süße, der Duft – all das kann ein Gegengewicht zum inneren Rasen sein.

Mittags darf es unkompliziert sein.

Mediterraner Quinoa-Salat mit Feta *(S. 68)*

Du kannst ihn vorbereiten oder in Etappen machen – ganz ohne Timing-Stress. Und das Beste: Du brauchst keine

Kochenergie, nur ein paar frische Zutaten und ein bisschen Lust auf Farbe.

Abends geht es nicht um Low Carb oder Clean Eating. Es geht um dich. Um das Gefühl, gut versorgt in die Nacht zu gehen.

Lachs mit Ofen-Karotten (S. 106)

Einfach vorbereitet, reich an Omega-3 – perfekt, um den Tag ruhig ausklingen zu lassen.

Wenn du möchtest, ergänze einen Snack:

✅ *Paprika-Boote mit Hummus & Kresse (S. 150)*

Knackig, cremig, sättigend – ideal für den kleinen Reizhunger zwischendurch.

Tag 2 – Struktur mit Spielraum

ADHS liebt Freiheit. Und sie braucht Struktur. Beides darf sich abwechseln.

Dieser Tag soll dir helfen, deinen eigenen Rhythmus zu spüren.

Vielleicht startest du mit etwas, das du vorbereiten konntest:

✅ *Bircher-Müsli zum Vorbereiten (S. 56)*

Kein hektisches Frühstück, sondern eins, das schon auf dich wartet. Ein kleines Zeichen von Selbstfürsorge.

Mittags darf es ein bisschen mehr Wärme geben.

✅ *Linsen-Kokos-Curry mit Gemüse (S. 66)*

Es duftet nach Ruhe, schmeckt nach Fülle – und bringt dich runter, wenn alles zu viel wird. Wärmend, sättigend, balancierend – genau richtig für einen Tag mit vielen Reizen.

Abends etwas Einfaches, das trotzdem wie eine Umarmung wirkt:

✅ *Shakshuka mit Spinat & Paprika (S. 116)*

Bunt, würzig, sättigend. Du kannst einfach mit Brot tunken, ohne Besteck, ohne Regeln. Nur du und das Gefühl: Ich darf mir etwas Gutes tun.

Und wenn es süß sein darf:

✅ *Erdbeer-Kokos-Chia-Pudding mit Minze (S. 170)*

Er muss nicht sofort gegessen werden. Vielleicht reicht es, zu wissen: Er ist da, wenn du ihn brauchst.

Tag 3 – Selbstfürsorge üben

Der dritte Tag ist kein Test. Kein „Halte durch". Sondern eine Erinnerung daran, wie es sich anfühlt, gut für sich zu sorgen – auch, wenn das Leben nicht stillsteht.

Starte mit etwas Herzhaftem:

✅ *Frühstücks-Wrap mit Ei, Spinat & Hummus (S. 54)*

Herzhaft, tragbar, klar. Ein kraftvoller Start, der nicht schwer im Magen liegt.

Mittags vielleicht ein Klassiker, der trotzdem besonders schmeckt:

✅ *Pasta mit Thunfisch, Zucchini & frischer Zitrone (S. 84)*

Schnell gemacht, zitronig-leicht – mit Eiweiß und Struktur für den Kopf.

Abends etwas, das richtig nach „endlich Ruhe" klingt:

✅ *Gebratene Polenta mit Pilzragout & Thymian (S. 124)*

Sättigend und gleichzeitig sanft. Ein Essen wie ein

Spaziergang im Wald. Und falls du dir zum Abschluss etwas Süßes gönnen willst:

- ✓ *Schoko-Avocado-Creme mit Datteln (S. 168)*

Sanft, cremig, nährend. Nicht weil du sie „verdient" hast – sondern weil du es dir wert bist.

Diese drei Tage sind kein Ziel. Sie sind ein Anfang.

Du wirst nicht plötzlich „perfekt" essen. Und das musst du auch nicht. Aber vielleicht spürst du jetzt: Es darf leichter werden. Es darf besser schmecken. Und du darfst entscheiden, was dir guttut – Schritt für Schritt. Mahlzeit für Mahlzeit.

Es gibt keinen Plan, der zu allen passt. Kein Rezept, das jeden Tag rettet. Aber es gibt dich. Mit deinem Körper, deinem Rhythmus, deinen Grenzen.

Und du darfst lernen, wie es sich anfühlt, freundlich mit dir zu sein – auch wenn nicht alles rundläuft.

Vielleicht hast du in diesen drei Tagen gemerkt, wie wertvoll es ist, dich selbst zu nähren. Nicht nur mit Essen. Sondern mit Aufmerksamkeit. Mit kleinen Gesten. Mit dem Mut, auszuprobieren.

Es braucht keinen perfekten Wochenplan. Keine App. Kein „Ab jetzt mache ich alles anders". Es reicht, wenn du dranbleibst. Nicht an Regeln – sondern an dir.

Du darfst stolz auf dich sein. Nicht, weil du alles geschafft hast – sondern weil du angefangen hast, auf dich zu hören.

Weil du Raum geschaffen hast für neue Wege. Für echten Hunger. Für echten Genuss. Für echte Fürsorge.

Und genau damit beginnt Veränderung: Nicht perfekt. Sondern echt. In deinem Tempo. In deinem Leben.

Dreizehntes
KAPITEL

Dein Weg beginnt – nicht bei Null, sondern bei dir

Ein persönlicher Abschied voller Mut, Dank und Erlaubnis

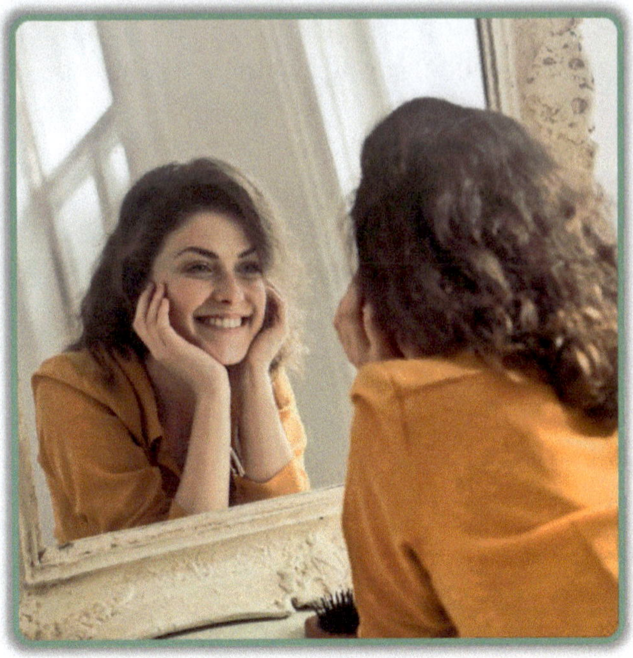

Du musst dich nicht verbiegen, um für dich zu sorgen

Manchmal finden uns die richtigen Worte genau dann, wenn wir sie brauchen. Vielleicht war das bei diesem Buch so.

Seite für Seite, Rezept für Rezept. Und vielleicht spürst du jetzt ein kleines bisschen mehr Klarheit, ein bisschen mehr Verständnis für dich selbst.

Nicht, weil du alles verstanden oder umgesetzt hast, sondern weil du dich eingelassen hast. Auf dich. Auf deinen Weg. Auf all das, was dich ausmacht – auch dann, wenn es manchmal chaotisch ist.

ADHS ist kein Defekt. Es ist eine andere Art, zu fühlen, zu denken und zu leben. Dieser Alltag, mit all seinen Reizen und Anforderungen, macht es oft schwer, bei sich zu bleiben.

Besonders, wenn es um Ernährung geht. Dieses Buch wollte keine Regeln aufstellen, sondern Möglichkeiten zeigen. Es wollte nicht verbessern, sondern begleiten.

Es wollte dich erinnern, dass du nicht falsch bist – auch wenn du manchmal zweifelst, aufgibst und neu beginnst.

Dein Weg beginnt nicht bei Null. Er beginnt genau da, wo du jetzt bist. Mit allem, was du schon weißt. Mit jeder Mahlzeit, die dir guttut. Mit jeder Entscheidung, die du bewusst triffst.

Und auch mit jedem Moment, in dem du keine Energie hast und trotzdem weitermachst. Das ist kein Rückschritt – das ist Leben.

Und dieses Leben gehört dir. In deinem Tempo, mit deinen

Bedürfnissen, deiner Geschichte. Vielleicht war dieses Buch wie ein Gespräch mit einer Freundin. Ohne Druck, aber mit ehrlichem Mitgefühl. Vielleicht fühltest du dich endlich verstanden.

Vielleicht auch überfordert. Beides darf sein. Veränderung beginnt oft dort, wo wir uns berühren lassen. Nicht mit einem Plan. Sondern mit einem Gefühl. Einem Funken von: „Ich darf das."

Du darfst neue Routinen entwickeln – nicht, um besser zu funktionieren, sondern um dich sicherer zu fühlen. Du darfst Mahlzeiten auslassen, wenn es nicht geht – ohne dich dafür zu verurteilen. Du darfst einfache Gerichte essen, ohne das Gefühl, zu wenig zu leisten. Und du darfst es dir wert sein, gut für dich zu sorgen – nicht perfekt, sondern ehrlich.

Und wenn du irgendwann wieder vergisst, wie wichtig du bist – dann lies diese Seiten noch einmal. Oder mach dir einen Tee. Oder koche dein Lieblingsrezept aus diesem Buch. Nicht, weil du musst. Sondern weil du kannst.

Danke, dass du dieses Buch in die Hand genommen hast. Danke, dass du dich selbst nicht aufgegeben hast. Danke, dass du deinen eigenen Weg gehst.

Denn du bist mehr als deine Diagnose. Mehr als dein Alltag. Mehr als dein Essverhalten. Du bist ein Mensch. Und du bist genug – genau so, wie du bist.

Du musst nicht erst etwas werden, um dich selbst liebevoll zu begleiten. Du bist schon ganz – auch an den wackeligen Tagen.

Du darfst dir vertrauen. Nicht, weil du alles im Griff hast. Sondern weil du auf dem Weg bist. In deinem Tempo. Mit deinem Herzen. Und das reicht.

Wörterbuch für Herz & Hirn

Ein paar Begriffe, die dich vielleicht begleitet haben – leicht erklärt, mit Gefühl.

ADHS (Aufmerksamkeitsdefizit-/Hyperaktivitätsstörung)
Ein sperriges Wort für ein sehr lebendiges Innenleben. ADHS bedeutet nicht, dass du „unfähig" bist – sondern dass dein Gehirn Reize anders filtert, Emotionen anders verarbeitet und manchmal in alle Richtungen gleichzeitig denkt. Keine Schwäche. Kein Makel. Sondern ein anderes Betriebssystem.

Reizüberflutung
Wenn alles gleichzeitig ankommt: Geräusche, Gedanken, Licht, Gefühle. Zu viel, zu schnell, zu nah. Dann brauchst du keine dickere Haut – sondern Pausen. Und Räume, in denen du nicht funktionieren musst.

Exekutive Funktionen
Ein schweres Wort für einfache Dinge wie: sich organisieren, dranbleiben, Aufgaben planen oder priorisieren. Bei ADHS sind diese „inneren Steuermodule" manchmal träge oder überfordert. Das hat nichts mit Faulheit zu tun – sondern mit neurobiologischen Prozessen.

Entscheidungsmüdigkeit
Wenn selbst Kleinigkeiten wie „Was esse ich heute?" sich anfühlen wie eine Weltreise. Dein Gehirn hat schon so viel verarbeitet, dass auch kleine Entscheidungen zu groß wirken. Du bist nicht kompliziert. Du bist erschöpft vom ständigen Denken.

Dopamin
Ein Botenstoff im Gehirn, der Motivation, Belohnung und

Aufmerksamkeit reguliert. Bei ADHS ist oft zu wenig davon verfügbar – deshalb suchst du vielleicht ständig nach Reizen oder hast Schwierigkeiten, dich zu fokussieren. Ernährung, Bewegung und Struktur können helfen, deinen Dopaminhaushalt sanft zu unterstützen.

Stimulation vs. Überforderung
Menschen mit ADHS brauchen Abwechslung – aber auch Schutz. Sie blühen auf, wenn sie inspiriert sind – und brennen aus, wenn sie zu viel müssen. Der Schlüssel liegt nicht im „Weniger", sondern im „Passender".

Neurodivergenz
Ein Begriff, der beschreibt, dass dein Gehirn anders funktioniert als der „Durchschnitt". Nicht krank, nicht falsch – einfach anders verdrahtet. ADHS gehört dazu, genau wie Autismus oder Hochsensibilität. Es ist kein Defizit, sondern eine Vielfalt.

Selbstregulation
Die Fähigkeit, Emotionen, Impulse oder Handlungen bewusst zu steuern. Bei ADHS ist das oft besonders herausfordernd. Du brauchst dafür keine strengere Disziplin – sondern freundlichere Strategien, die dich nicht überfordern.

Rejection Sensitivity (RSD)
Eine emotionale Überempfindlichkeit auf Ablehnung oder Kritik – sehr häufig bei ADHS. Ein einziger Kommentar kann innerlich wehtun, als wärst du abgelehnt worden. Das macht dich nicht „empfindlich", sondern zeigt, wie tief du fühlst.

Wenn du bei einem Wort innerlich nicken musstest: Willkommen in deinem Kopf. Du bist nicht allein.

Haftungsausschluss

Dieses Buch wurde mit größter Sorgfalt, persönlichem Erfahrungswissen und viel Liebe zum Detail erstellt. Es ersetzt jedoch keine medizinische,ernährungs-wissenschaftliche oder psychotherapeutische Beratung. Alle Impulse und Anregungen verstehen sich als Inspiration und erfolgen in eigener Verantwortung. Für etwaige Folgen aus der Anwendung oder Auslegung der Inhalte übernimmt die Autorin keine Haftung. Trotz sorgfältiger Prüfung kann keine Garantie für vollständige Fehlerfreiheit übernommen werden.

Impressum

Autorin: Clara Meiner

Herausgeber:

S & L Inspirations Lounge
Bockemühlstraße 7
01279 Dresden

Covergestaltung & Buchlayout:
S & L Inspirations Lounge – Gestaltungsteam

Bildmaterialien:
KI-gestützte Vorlagen, individuell überarbeitet und finalisiert durch die Autorin.

Lektorat & Buchgestaltung:
S & L Inspirations Lounge – Team Clara Meiner

Printed in Poland
by Amazon Fulfillment
Poland Sp. z o.o., Wrocław

55625027R20108